【中医经典注释丛书】

《伤寒论》
注 释

汉·张仲景 / 撰

王海焱　王燕兵 / 注释

王子涵　潘文楠 / 协注

全国百佳图书出版单位
中国中医药出版社
·北　京·

图书在版编目（CIP）数据

《伤寒论》注释 / (汉) 张仲景撰; 王海焱, 王燕
兵注释. -- 北京: 中国中医药出版社, 2024.4
（中医经典注释丛书）
ISBN 978-7-5132-8701-2

Ⅰ.①伤… Ⅱ.①张… ②王… ③王… Ⅲ.①《伤寒
论》—注释 Ⅳ.① R222.22

中国国家版本馆 CIP 数据核字 (2024) 第 061525 号

中国中医药出版社出版

北京经济技术开发区科创十三街 31 号院二区 8 号楼
邮政编码　100176
传真　010-64405721
万卷书坊印刷（天津）有限公司印刷
各地新华书店经销

开本 880×1230　1/32　印张 9.5　字数 219 千字
2024 年 4 月第 1 版　2024 年 4 月第 1 次印刷
书号　ISBN 978 – 7 – 5132 – 8701 – 2

定价　49.00 元
网址　www.cptcm.com

服 务 热 线　010–64405510
购 书 热 线　010–89535836
维 权 打 假　010–64405753

微信服务号　zgzyycbs
微商城网址　https://kdt.im/LIdUGr
官 方 微 博　http://e.weibo.com/cptcm
天猫旗舰店网址　https://zgzyycbs.tmall.com

如有印装质量问题请与本社出版部联系（010–64405510）
版权专有　侵权必究

出版说明

　　中医药学是中华民族原创的医学科学，是中华文明的杰出代表，数千年来为中华民族的繁衍昌盛作出了重要贡献。中医药学是具有中国特色的生命科学，它以独特的理论一直指导中医临床实践。目前，没有哪门科学技术像中医一样，仍然以中国古代哲学思想指导现实的临床应用。虽然经过探索，仍然没有找到现代意义上的科学方法能驾驭中医临床实践，仍需要以其固有理论指导其临床应用。因此，学习中医固有的思维方法显得十分重要。中医经典是中医学术体系和原创思维的重要载体，是中华民族防病治病经验的宝库，也是中医药传承创新发展的根基。实践证明，学习中医经典著作依然是学习中医的有效方法，也是提高中医疗效的重要途径。

　　"读经典，跟名师，多临床"，是学界公认的中医成才之路。明师难觅，临床经验需要积累，但书人人可读。中医治学的根基就是中医经典，经典永远是中医临床的理论指导，初学中医者读，具有临床经验者读，国医名师、国医大师依然在读，不同层次的阅读者对经典领悟的程度不同，但都从经典中汲取智慧。对经典，尤其是对经典原文的阅读，是培养中医思维的最好途径，可使读者回归中医的本源，也可使读者对中医基本理论、基本知识的理解更加深刻，这就是阅读经典原文的意义。

　　为帮助读者更好地学习中医经典，我们出版了本套"中医经典注释丛书"，丛书包括《〈黄帝内经素问〉注释》《〈灵枢经〉注释》《〈伤寒论〉注释》《〈金匮要略方论〉注释》《〈神农本草经》

注释》《〈针灸甲乙经〉注释》《〈脉经〉注释》《〈中藏经〉注释》八个分册。本套丛书约请中医经典研究领域的专家学者，选用较好版本为底本，校勘原文；在此基础上，对原文中难以理解的字词加以注释，消除阅读和理解障碍；根据书稿情况，按篇（章节）写出提要或篇（章节）解以助读。其体例厘定为篇（章节）解、原文、注释。

本次注释，用简体字横排，并进行现代标点，原书异体字、古字、俗写字径改为规范简体字（特殊情况予以保留），其目录根据正文重新整理编排。

本套丛书版本较好，注释简明，既可作为中医药爱好者学习中医经典的首选读物，也可作为广大中医药专业人员随时查阅的必备案头书。

中国中医药出版社

前　言

　　《伤寒论》作为中医经典之一，为东汉张仲景所著。该书被誉为"众方之祖"，书中的方剂被尊称为"经方"。

　　晋代皇甫谧在《针灸甲乙经》序中云："伊尹以元圣之才，撰用《神农本草》以为《汤液》；汉张仲景论广《汤液》，为十数卷，用之多验。近世太医令王叔和，撰次仲景遗论甚精，皆可施用。是仲景本伊尹之法，伊尹本神农之经，得不谓祖述大圣人之意乎？"张仲景在《伤寒杂病论》序中言："感往昔之沦丧，伤横夭之莫救，乃勤求古训，博采众方，撰用《素问》《九卷》《八十一难》《阴阳大论》《胎胪药录》并《平脉辨证》，为《伤寒杂病论》，合十六卷。"可知，《伤寒论》作为《伤寒杂病论》的一部分，是仲景集前人医学之大成的产物。

　　《伤寒论》系统总结了汉以前的医学成就，揭示了外感热病及某些杂病的诊治规律，发展并完善了六经辨证的理论体系，因此，该书也被称为中医临床医学奠基之作。《伤寒论》所创立的融理、法、方、药为一体的辨证论治理论体系，蕴含着丰富的中医学原创性思维，具有极高的实用价值和科学水平，广泛适用于外感热病及内伤杂病，对后世医家的临床实践和医药理论发展具有重要影响，故亦有"启万世之法程，诚医门之圣书"之美誉。

　　《伤寒杂病论》成书后，因战乱等原因，原书散佚不全。西晋医家王叔和收集整理原书的伤寒部分成册，即《伤寒论》，其著作《脉经》亦载入了《伤寒论》的大部分内容。唐代医家孙思邈收集包括"江南诸师"所秘藏的仲景要方在内的《伤寒论》内容，作《千金翼方》，书中载录了《伤寒论》的全部内容。北宋林亿、高保衡、孙奇等人进行了《伤寒论》的官方校定，校定版于宋治平二年刊行，为后世所流行。今所通行的宋本《伤寒论》即为明代赵开美按此版所作的复刻本。除宋本外，另有成无己所著的《注解伤寒论》，被称为"成注本"，成注本因由明代汪济川校定复刻而流行于世，亦被称为"汪校本"。

自王叔和重编后，《伤寒论》受到了历代医家的重视，并在历史的进程中不断被完善发展。清末民初时，在西方医学的影响下，有关《伤寒论》的研究又被开辟出了一个新的领域。自中华人民共和国建立以来，众多医家尝试通过现代实验研究方法与现代科学方法论来研究与发展《伤寒论》，取得了显著成就。如今，在"传承精华，守正创新"精神的引领下，我们始终坚持探索《伤寒论》之奥妙，以使理论照进现实为目标，为更好地服务于人民而奋斗。

本书以宋本《伤寒论》（明·赵开美校刻，中国台北故宫博物院藏本）为基础，结合古今医家如成无己、刘渡舟等人对《伤寒论》的理解，对中医经典中的难懂的汉字进行注释，尽力阐释其原意。为避免注释内容重复，本书仅在同义的字词于文中第一次出现时进行注解。希冀此书能对读者入门中医、学习《伤寒论》提供绵薄的帮助，使中医学深入大众，得到更广泛的传播。

本书在注释过程中得到了寇宇凡、许文峰同学的大力协助，在此深表谢意。由于创作时间仓促，编者学识与能力有限，书中内容尚有不足之处，企盼广大读者进行斧正。

编者

2024 年 2 月

刻仲景全书序

岁乙未，吾邑疫疠大作，予家臧获率六七就枕席。吾吴和缓明卿沈君南昉在海虞，藉其力而起死亡殆徧，予家得大造于沈君矣。不知沈君操何术而若斯之神，因询之。君曰："予岂探龙藏秘典，剖青囊奥旨而神斯也哉？特于仲景之《伤寒论》窥一斑两斑耳！"予曰："吾闻是书于家大夫之日久矣，而书肆间绝不可得。"君曰："予诚有之。"予读而知其为成无己所解之书也。然而鱼亥不可正，句读不可离矣。已而购得数本，字为之正，句为之离，补其脱略，订其舛错。沈君曰："是可谓完书，仲景之忠臣也。"予谢不敏。先大夫命之："尔其版行，斯以惠厥同胞。"不肖孤曰："唯唯。"沈君曰："《金匮要略》，仲景治杂证之秘也，盍并刻之，以见古人攻击补泻、缓急调停之心法。"先大夫曰："小子识之！"不肖孤曰："敬哉。既合刻，则名何从？"先大夫曰："可哉，命之名《仲景全书》。"既刻已，复得宋版《伤寒论》焉。予曩固知成注非全文，及得是书，不啻拱璧，转卷间而后知成之荒也，因复并刻之，所以承先大夫之志欤。又故纸中检得《伤寒类证》三卷，所以隐括仲景之书，去其烦而归之简，聚其散而汇之一。其于病证脉方，若标月指之明且尽，仲景之法，于是粲然无遗矣，乃并附于后。予因是哀夫世之人，向故不得尽命而死也。夫仲景殚心思于轩岐，辨证候于丝发，著为百十二方，以全民命，斯何其仁且爱，而跻一世于仁寿之域也！乃今之业医者，舍本逐末，超者曰东垣，局者曰丹溪已矣。而最称高识者，则《玉机微义》是宗，若《素问》，若《灵枢》，若《玄珠密语》，则嗒焉茫乎而不知旨归。而语之以张仲景、刘河间，几不能知其人与世代，犹觍然曰："吾能已病足矣，奚高远之是务！"且于今之读轩岐书者，必加诮曰："是夫也，徒读父书耳，不知兵变已。"夫不知变者，世诚有之，以其变之难通而遂弃之者，是犹食而咽也，去食以求养生者哉，必且不然矣。则今日是书之刻，乌知不为肉食者大嗤乎！说者谓："陆宣公达而以奏疏医天下，穷而聚方书以医万民，吾子固悠然有世思哉！"予曰："不，不！是先大夫之志也！先大夫固尝以奏疏医父子之伦，医朋党之渐，医东南之民瘼；以直言敢谏，医诌谀者之膏肓，故踬之日多，达之日少。而是书之刻也，其先大夫宣公之志欤！今先大夫殁，垂四年而书成，先大夫处江湖退忧之心，盖与居庙堂进忧之心同一无穷矣。"客曰："子实为之，而以为先公之志，殆所谓善则称亲欤！"不肖孤曰："不，不！是先大夫之志也！"

万历己亥三月谷旦海虞清常道人赵开美序

伤寒论序

　　夫《伤寒论》，盖祖述大圣人之意，诸家莫其伦拟。故晋皇甫谧序《甲乙针经》云：伊尹以元圣之才，撰用《神农本草》以为《汤液》。汉张仲景论广《汤液》为十数卷，用之多验。近世太医令王叔和，撰次仲景遗论甚精，皆可施用。是仲景本伊尹之法，伊尹本神农之经，得不谓祖述大圣人之意乎！张仲景《汉书》无传，见《名医录》，云：南阳人，名机，仲景乃其字也。举孝廉，官至长沙太守。始受术于同郡张伯祖，时人言，识用精微过其师，所著论，其言精而奥，其法简而详，非浅闻寡见者所能及。自仲景于今八百余年，惟王叔和能学之。其间如葛洪、陶景、胡洽、徐之才、孙思邈辈，非不才也，但各自名家，而不能修明之。开宝中，节度使高继冲曾编录进上，其文理舛错，未尝考正。历代虽藏之书府，亦阙于雠校，是使治病之流，举天下无或知者。国家诏儒臣校正医书，臣奇续被其选。以为百病之急，无急于伤寒，今先校定张仲景《伤寒论》十卷，总二十二篇，证外合三百九十七法，除复重定有一百一十二方。今请颁行。

太子右赞善大夫臣高保衡
尚书屯田员外郎臣孙奇
尚书司封郎中秘阁校理臣林亿等谨上

医林列传

张 机

张机，字仲景，南阳人也。受业于同郡张伯祖，善于治疗，尤精经方。举孝廉，官至长沙太守，后在京师为名医，于当时为上手。以宗族二百余口，建安纪年以来，未及十稔，死者三之二，而伤寒居其七，乃著论二十二篇，证外合三百九十七法，一百一十二方。其文辞简古奥雅，古今治伤寒者未有能出其外者也。其书为诸方之祖，时人以为扁鹊、仓公无以加之，故后世称为医圣。

王叔和

王叔和，高平人也。性度沉静，博好经方，尤精诊处，洞识养生之道，深晓疗病之源，采撮群论，撰成《脉经》十卷，叙阴阳表里，辨三部九候，分人迎、气口、神门，条十二经、二十四气、奇经八脉、五脏六腑、三焦四时之疴，纤悉备具，咸可按用，凡九十七篇，又次《张仲景方论》为三十六卷，大行于世。

成无己

成无己，聊摄人，家世儒医，性识明敏，记问该博，撰述伤寒，义皆前人未经道者，指在定体分形析证。若同而异者，明之；似是而非者，辨之。古今言伤寒者祖张仲景，但因其证而用之，初未有发明其意义。成无己博极研精，深造自得，本《难》

《素》《灵枢》诸书以发明其奥，因仲景方论以辨析其理。极表里虚实阴阳死生之说，究药病轻重去取加减之意，真得长沙公之旨趣，所著《伤寒论》十卷、《明理论》三卷、《论方》一卷，大行于世。

国子监准尚书礼部元祐三年八月八日符，元祐三年八月七日酉时，准都省送下，当月六日敕中书省勘会，下项医书，册数重大，纸墨价高，民间难以买置。八月一日奉圣旨，令国子监别作小字雕印。内有浙路小字本者，令所属官司校对，别无差错，即摹印雕版，并候了日，广行印造，只收官纸工墨本价，许民间请买，仍送诸路出卖。

奉敕如上，牒到奉行。前批八月七日未时，付礼部施行。续准礼部符，元祐三年九月二十日，准都省送下，当月十七日敕中书省尚书省送到国子监状，据书库状，准朝旨雕印小字《伤寒论》等医书出卖，契勘工钱，约支用五千余贯，未委于是何官钱支给，应副使用，本监比欲依雕四子等体例，于书库卖书钱内借支，又缘所降朝旨，候雕造了日，令只收官纸工墨本价，即别不收息，虑日后难以拨还，欲乞朝廷特赐应副上件钱数，支使候指挥尚书省勘当，欲用本监见在卖书钱，候将来成书出卖，每部只收息壹分，余依元降指挥。奉圣旨，依国子监主者，一依敕命指挥施行。

治平二年二月四日进呈，奉圣旨镂版施行。

朝奉郎守太子右赞善大夫同校正医书飞骑尉赐绯鱼袋臣高保衡

宣德郎守尚书都官员外郎同校正医书骑都尉臣孙奇

朝奉郎守尚书司封郎中充秘阁校理判登闻检院护军

赐绯鱼袋臣林亿

翰林学士朝散大夫给事中知制诰充史馆修撰宗正寺修玉牒官

兼判太常寺兼礼仪事兼判秘阁秘书省同提举集禧观公事

兼提举校正医书所轻车都尉汝南郡开国侯食邑一千三百户

赐紫金鱼袋臣范镇

推忠协谋佐理功臣金紫光禄大夫行尚书吏部侍郎参知政事

　　　　柱国天水郡开国公食邑三千户食实封八百户臣赵概

推忠协谋佐理功臣金紫光禄大夫行尚书吏部侍郎参知政事

　　柱国乐安郡开国公食邑二千八百户食实封八百户臣欧阳修

推忠协谋同德佐理功臣特进行中书侍郎兼户部尚书同中书

　　　　门下平章事集贤殿大学士上柱国庐陵郡开国公

　　　　　食邑七千一百户食实封二千二百户臣曾公亮

推忠协谋同德守正佐理功臣开府仪同三司行尚书右仆射兼

门下侍郎同中书门下平章事昭文馆大学士监修国史兼译经

　　　　　　润文使上柱国卫国公食邑一万七百户

　　　　　　　　　食实封三千八百户臣韩琦

　　　　　　知兖州录事参军监国子监书库臣郭直卿

　　　　　　奉议郎国子监主簿云骑尉臣孙准

　　　　　朝奉郎行国子监丞上骑都尉赐绯鱼袋臣何宗元

　　　　　朝奉郎守国子司业轻车都尉赐绯鱼袋臣丰稷

　　　　　朝请郎守国子司业上轻车都尉赐绯鱼袋臣盛侨

　　　　朝请大夫试国子祭酒直集贤院兼徐王府翊善护军臣郑穆

中大夫守尚书右丞上轻车都尉保定县开国男食邑三百户

　　　　　　　　　　赐紫金鱼袋臣胡宗愈

中大夫守尚书左丞上护军太原郡开国侯食邑一千八百户

　　　　　　　　食实封二百户赐紫金鱼袋臣王存

中大夫守中书侍郎护军彭城郡开国侯食邑一千一百户

　　　　　　　　食实封二百户赐紫金鱼袋臣刘挚

正议大夫守门下侍郎上柱国乐安郡开国公食邑四千户

　　　　　　　　　食实封九百户臣孙固

太中大夫守尚书右仆射兼中书侍郎上柱国高平郡开国侯

　　　　食邑一千六百户食实封五百户臣范纯仁

太中大夫守尚书左仆射兼门下侍郎上柱国汲郡开国公

　　　　食邑二千九百户食实封六百户臣吕大防

目　录

伤寒卒病论集 [1]

论曰：余每览越人入虢之诊，望齐侯之色，未尝不慨然叹其才秀也。怪当今居世之士，曾不留神医药，精究方术，上以疗君亲之疾，下以救贫贱之厄，中以保身长全，以养其生，但竞逐荣势，企踵权豪，孜孜汲汲，惟名利是务；崇饰其末，忽弃其本，华其外而悴其内。皮之不存，毛将安附焉？卒然遭邪风之气，婴非常之疾，患及祸至，而方震栗，降志屈节，钦望巫祝，告穷归天，束手受败。赍百年之寿命，持至贵之重器，委付凡医，恣其所措。咄嗟呜呼！厥身已毙，神明消灭，变为异物，幽潜重泉，徒为啼泣。痛夫！举世昏迷，莫能觉悟，不惜其命，若是轻生，彼何荣势之云哉？而进不能爱人知人，退不能爱身知己，遇灾值祸，身居厄地，蒙蒙昧昧，蠢若游魂。哀乎！趋世之士，驰竞浮华，不固根本，忘躯徇物，危若冰谷，至于是也！

余宗族素多，向余二百。建安纪年以来，犹未十稔，其死亡者，三分有二，伤寒十居其七。感往昔之沦丧，伤横夭之莫救，乃勤求古训，博采众方，撰用《素问》《九卷》《八十一难》《阴阳大论》《胎胪药录》，并平脉辨证，为《伤寒杂病论》，合十六卷。虽未能尽愈诸病，庶可以见病知源。若能寻余所集，思过半矣。

夫天布五行，以运万类；人禀五常，以有五脏。经络府俞，阴阳会通；玄冥幽微，变化难极。自非才高识妙，岂能探其理致

1　原书无，依据成无己《注解伤寒论》补。

哉！上古有神农、黄帝、岐伯、伯高、雷公、少俞、少师、仲文，中世有长桑、扁鹊，汉有公乘阳庆及仓公，下此以往，未之闻也。观今之医，不念思求经旨，以演其所知；各承家技，终始顺旧；省疾问病，务在口给；相对斯须，便处汤药；按寸不及尺，握手不及足；人迎趺阳，三部不参；动数发息，不满五十。短期未知决诊，九候曾无仿佛；明堂阙庭，尽不见察，所谓窥管而已。夫欲视死别生，实为难矣！

　　孔子云：生而知之者上，学则亚之。多闻博识，知之次也。余宿尚方术，请事斯语。

伤寒论卷第一

辨脉法第一

本篇内容为"脉分阴阳"的辨脉大法。条文指出，阳脉有大、浮、数、动、滑；阴脉有沉、涩、弱、弦、微，并在此基础上建立了辨脉之纲。仲景同时指出，病脉有阴结脉、阳结脉、浮脉、沉脉、促脉、结脉、动脉、弦脉、苏脉、革脉等，还说明以上脉象所主之病有在表、在里、邪实、正虚、正虚兼有邪实、在气、在血、在脏、在腑等多种可能。此外，仲景还将寸口脉和跌阳脉相互对比，以启示后人诊脉方法和临证意义。

【原文】

问曰：脉有阴阳[1]，何谓也？答曰：凡脉大[2]、浮[3]、数[4]、动[5]、滑[6]，此名阳也。脉沉[7]、涩[8]、弱[9]、弦[10]、微[11]，此名阴也。凡阴病见阳脉者生，阳病见阴脉者死。

【注释】

[1] 阴阳：阴，代表趋于静的、内守的、下降的、抑制的等性质；阳，代表趋于动的、向外的、上升的、亢奋的等性质。

[2] 大：即大脉，脉体宽大，但无脉来汹涌之势。提示病情加重，亦见于健康人。

[3] 浮：即浮脉，脉位表浅，轻取即得，重按稍减而不空。

主表证，亦主虚证。

[4]数：即数脉，脉率增快，一息五至以上（相当于每分钟脉搏在90次以上）。主热证，亦主虚证。

[5]动：即动脉，脉形如豆，滑数而短，厥厥动摇，关部尤显。主疼痛，惊恐。

[6]滑：即滑脉，往来流利，如盘走珠，应指圆滑。主痰饮、食滞、实热。

[7]沉：即沉脉，脉位深沉，轻取不应，重按始得。主里证。

[8]涩：即涩脉，脉细而行迟，往来艰涩不畅，如轻刀刮竹。主伤精、血少，或气滞血瘀、痰饮内阻。

[9]弱：即弱脉，沉而细软。主气血不足、阳气亏虚。

[10]弦：即弦脉，端直以长，如按琴弦。主肝胆病、诸痛、痰饮，亦可见于虚劳。

[11]微：即微脉，极细极软，按之欲绝，若有若无。主气血大虚、阳气衰微。

【原文】

问曰：脉有阳结[1]阴结者，何以别之？答曰：其脉浮而数，能食，不大便者，此为实，名曰阳结也，期[2]十七日当剧。其脉沉而迟，不能食，身体重，大便反鞕[3]，名曰阴结也，期十四日当剧。

【注释】

[1]结：郁结不发。阴阳之气当杂和相存，一旦阴阳之气相分离，即会形成"结"。

[2]期：预期。

[3]鞕（yìng）：同"硬"，坚。

【原文】

问曰：病有洒淅[1]恶寒，而复发热者何？答曰：阴脉不足，阳往从[2]之，阳脉不足，阴往乘[3]之。曰：何谓阳不足？答曰：假令寸口脉微，名曰阳不足，阴气上入阳中，则洒淅恶寒也。曰：何谓阴不足？答曰：尺脉弱，名曰阴不足，阳气下陷入阴中，则发热也。阳脉浮—作微，阴脉弱者，则血虚，血虚则筋急也。其脉沉者，荣气[4]微也。其脉浮，而汗出如流珠者，卫气衰也。荣气微者，加烧针[5]，则血留不行，更发热而躁烦也。

脉蔼蔼[6]如车盖[7]者，名曰阳结也。—云秋脉。

脉累累[8]如循长竿者，名曰阴结也。—云夏脉。

脉瞥瞥[9]如羹上肥[10]者，阳气微也。

脉萦萦[11]如蜘蛛丝者，阳气衰也。—云阴气。

脉绵绵如泻漆[12]之绝者，亡其血也。

【注释】

[1]洒淅（xiǎn xī）：犹寒栗，寒战貌。《素问·调经论》："洒淅起于毫毛，未入于经络也。"此形容患者恶寒如冷水洒到皮肤一样。

[2]从：跟随。

[3]乘（shèng）：过度克制。

[4]荣气：血气。

[5]烧针：火针、燔（fán）针。

[6]蔼（ǎi）蔼：原指茂盛的样子，此指脉动有力。参前阳

结脉浮数，可认为此形容脉浮数中有上拥之象。

[7] 车盖：车上的雨盖。

[8] 累（léi）累：原指瘦瘠疲惫貌。《礼记·玉藻》："丧容累累。"此指脉体细瘦而窄。《注解伤寒论》："萦萦滞也，若萦萦惹惹之不利也。"参前阴结脉沉迟，可认为此形容脉沉迟中有艰涩之象。

[9] 瞥（piē）瞥：通"潎"，虚浮貌。

[10] 羹（gēng）上肥：羹，用肉、菜等勾芡煮成的浓汤。羹上肥，指羹汤表面的油汁。

[11] 萦（yíng）萦：原义缠绕貌，此指纤细貌。

[12] 泻漆：漆，用漆树汁或其他树脂所制成的涂料。泻漆，指倾倒黏稠涂料的样子。《注解伤寒论》："如泻漆之绝者，前大而后细也。"

【原文】

脉来缓，时[1]一止复来者，名曰结[2]。脉来数，时一止复来者，名曰促[3]。一作纵。脉阳盛则促，阴盛则结，此皆病脉。

阴阳相抟[4]，名曰动。阳动则汗出，阴动则发热。形冷恶寒者，此三焦[5]伤也。若数脉见于关上，上下无头尾，如豆大，厥厥[6]动摇者，名曰动也。

阳脉浮大而濡[7]，阴脉浮大而濡，阴脉与阳脉同等者，名曰缓[8]也。

脉浮而紧者，名曰弦也。弦者，状如弓弦，按之不移也。脉紧者，如转索[9]无常也。

脉弦而大，弦则为减，大则为芤[10]，减则为寒，芤则为虚，寒虚相抟，此名为革[11]，妇人则半产[12]漏下[13]，男子则亡血失精。

【注释】

［1］时：有时。

［2］结：即结脉，脉来缓而时止，止无定数。主阴盛气结，寒痰血瘀，亦主气血虚衰。

［3］促：即促脉，脉来数而时止，止无定数。主阳盛实热，气血痰饮宿食停滞；亦主脏器虚弱，阴血衰少。

［4］抟（tuán）：将东西捏聚成团，聚集。此指阴阳二气聚合交争。

［5］三焦：六腑之一。

［6］厥（jué）厥：石头被撬动时晃动的样子。

［7］濡：本意形容潮湿，此指脉搏动无力。方有执："'濡'与'软'同，古字通用……濡，言不硬不痛而柔软也。"

［8］缓：即缓脉，一息四至，来去缓怠，或脉势纵缓。主湿病，脾胃虚弱。

［9］转索：转动的绳索，此指脉来如正在绞动的绳索，紧急而有力。

［10］芤（kōu）：即芤脉，浮大中空，如按葱管。主失血、伤阴。

［11］革：即革脉，浮而搏指，中空外坚，如按鼓皮。主亡血、失精、半产、漏下。

［12］半产：流产，通称小产或小月。

［13］漏下：中医妇科病名，指妇女经行淋沥不断，古人以屋漏喻此症状，故名。

【原文】

问曰：病有战[1]而汗出，因得解者，何也？答曰：脉浮而紧，按之反芤，此为本虚，故当战而汗出也。其人本虚，是以发战，以脉浮，故当汗出而解也。若脉浮而数，按之不芤，此人本不虚，若欲自解，但汗出耳，不发战也。

问曰：病有不战而汗出解者，何也？答曰：脉大而浮数，故知不战汗出而解也。

问曰：病有不战不汗出而解者，何也？答曰：其脉自微[2]，此以曾发汗、若吐、若下、若亡血[3]，以内无[4]津液，此阴阳自和，必自愈，故不战不汗出而解也。

【注释】

[1]战：发抖，全身寒栗振战。

[2]脉自微：脉自然变得微弱。

[3]发汗、若吐、若下、若亡血：汗、吐、下三大中医治法。若，或。亡血，血液亡失。

[4]无：通"亡"，失、伤。

【原文】

问曰：伤寒三日，脉浮数而微，病人身凉和者，何也？答曰：此为欲解也，解以夜半。脉浮而解者，濈然[1]汗出也；脉数而解者，必[2]能食也；脉微而解者，必大汗出也。

【注释】

[1]濈（jí）然：濈，聚集的样子。此指汗出剧烈、连绵。

[2] 必：有可能。

【原文】

问曰：脉病欲知愈未愈者，何以别之？答曰：寸口、关上、尺中三处，大小、浮沉、迟数同等，虽有寒热不解者，此脉阴阳为和平[1]，虽剧当愈。

【注释】

[1] 和平：温和，和顺，此指脉象和缓平稳。

【原文】

师曰：立夏得洪—作浮。大脉，是其本位[1]，其人病身体苦疼重者，须发其汗。若明日身不疼不重者，不须发汗。若汗濈濈自出者，明日便解矣。何以言之？立夏脉洪大，是其时脉[2]，故使然也。四时仿此。

【注释】

[1] 本位：常人之脉在四时各有不同，"春脉如弦""夏脉如钩""秋脉如浮""冬脉如营"，因此春季脉弦、夏季脉洪、秋季脉毛、冬季脉石即为本位脉象。

[2] 时脉：应时之脉。

【原文】

问曰：凡病欲知何时得，何时愈。答曰：假令夜半得病者，明日日中愈；日中得病者，夜半愈。何以言之？日中得病夜半愈者，以阳得阴则解[1]也；夜半得病，明日日中愈者，以阴得阳则解也[2]。

【注释】

[1]阳得阴则解:日中得病,人体的阳气最先受病。阳被扰,难以平和,得阴则和,夜半阴盛,此时病解。

[2]阴得阳则解:夜半得病,人体的阴气最先受病。阴被扰,难以平和,得阳则和,日中阳盛,此时病解。

【原文】

寸口脉浮为在表,沉为在里,数为在腑,迟为在脏。假令脉迟,此为在脏也。

趺阳脉[1]浮而涩,少阴脉如经者,其病在脾,法当下利。何以知之?若脉浮大者,气实血虚也。今趺阳脉浮而涩,故知脾气不足,胃气虚也。以少阴脉弦而浮—作沉。才见,此为调脉[2],故称如经也。若反滑而数者,故知当屎脓[3]也。《玉函》作溺。

【注释】

[1]趺(fū)阳脉:又称冲阳脉,切脉部位之一,位于足背胫前动脉搏动处,属足阳明胃经的经脉。

[2]调脉:少阴经对应脏为肾,根据五行的原理,肾属水,肺属金,肝属木,肾为肺之子,肾为肝之母。又肺脉为浮,肝脉为弦,少阴脉弦而浮时,视为子母相生,此时之脉,称为调脉。

[3]屎脓:屎当作"尿",形近而讹。《金匮玉函经》作溺,"溺"音同"尿"。此指血尿。

【原文】

寸口脉浮而紧，浮则为风，紧则为寒。风则伤卫，寒则伤荣[1]，荣卫俱病，骨节烦疼，当发其汗也。

【注释】

[1] 风则伤卫，寒则伤荣：《脉经》云，"风伤阳，寒伤阴"，卫属阳，荣属阴，风属阳，寒属阴，同气相求，因而"风则伤卫，寒则伤荣"。

【原文】

趺阳脉迟而缓，胃气如经也。趺阳脉浮而数，浮则伤胃，数则动脾，此非本病[1]，医特下[2]之所为也。荣卫内陷，其数先微，脉反但浮，其人必大便鞕，气噫[3]而除。何以言之？本以数脉动[4]脾，其数先微，故知脾气不治，大便鞕，气噫而除。今脉反浮，其数改微，邪气独留，心中则饥，邪热不杀谷[5]，潮热发渴，数脉当迟缓，脉因前后度数[6]如法，病者则饥，数脉不时[7]，则生恶疮也。

【注释】

[1] 本病：整个病程中最开始患的病。

[2] 下：使用下法。

[3] 气噫（yī）：噫，吃饱后，胃里的气体因郁阻而上升，并且发出声音。《素问·至真要大论》云："饮食不下，膈咽不通，食则呕，腹胀善噫。"此指因脾邪内陷而形成的余气自上而出。

[4] 动：伤害。

［5］不杀谷：不能够运化水谷。

［6］度数：变化的过程、规律。

［7］数脉不时：指脉由数转微，再转不微。表示邪气没有传入里，但是郁滞在荣卫之中。

【原文】

师曰：病人脉微而涩者，此为医所病也[1]。大发其汗，又数大下之，其人亡血，病当恶寒，后乃发热，无休止时。夏月盛热，欲着复衣[2]；冬月盛寒，欲裸其身。所以然者，阳微则恶寒，阴弱则发热，此医发其汗，使阳气微，又大下之，令阴气弱。五月之时，阳气在表，胃中虚冷，以阳气内微，不能胜冷，故欲着复衣。十一月之时，阳气在里，胃中烦热，以阴气内弱，不能胜热，故欲裸其身。又阴脉迟涩，故知亡血也。

【注释】

［1］此为医所病也：这是由于医者误治所致的疾病。

［2］欲着（zhuó）复衣：想要穿着许多层衣服（以得到温暖）。着，附着，穿着。

【原文】

脉浮而大，心下反鞕，有热，属脏者，攻[1]之，不令发汗；属腑者，不令溲数[2]，溲数则大便鞕。汗多则热愈，汗少则便难，脉迟尚未可攻。

【注释】

［1］攻：攻逐。指运用泻下药物，攻逐瘀血、痰饮、燥屎的

治疗方法。主要用于阳明实热积滞，燥屎内结，水饮内停，血蓄下焦而正气未虚者。

［2］溲（sōu）数：溲，大小便，特指小便。数，多次。此指多次排尿。

【原文】

脉浮而洪，身汗如油，喘而不休，水浆不下，形体不仁[1]，乍静乍乱[2]，此为命绝[3]也。又未知何脏先受其灾，若汗出发润，喘不休者，此为肺先绝也[4]。阳反独留，形体如烟熏，直视摇头者，此为心绝也[5]。唇吻反青，四肢絷习[6]者，此为肝绝也[7]。环口黧黑[8]，柔汗发黄者，此为脾绝也[9]。溲便遗失[10]，狂言，目反直视者，此为肾绝也[11]。又未知何脏阴阳前绝，若阳气前绝，阴气后竭者，其人死，身色必青；阴气前绝，阳气后竭者，其人死，身色必赤，腋下温，心下热也。

【注释】

［1］不仁：麻木，感觉迟钝。

［2］乍静乍乱：乍，暂时。争则乱，安则静，乍静乍乱是正邪交争，正负邪胜所致。

［3］命绝：正气亡脱，胃气尽失，荣卫俱绝，邪气旺盛，此情形称之为命绝。

［4］此为肺先绝也：肺主气，主通调水道，因此，肺是气之主，津液之帅。"汗出发润"为津脱，"喘不休"为气脱，津气俱脱为肺绝。

［5］此为心绝也：心主血，肺主气，血属阴，气属阳。"阳反独留"则身体大热，是血先绝而气独留所致。"形体如烟熏"

为身无精华，是血绝不能润养身体所致。心脉夹咽系目，"直视"是心经绝的表现。头为诸阳之会，"摇头"是阴绝而阳无根的表现。以上情形，称之为心绝。

［6］漐（zhí）习：漐，汗出貌。一曰漐漐，小雨不辍也。漐习，谓病人手足出汗颤抖。

［7］此为肝绝也：肝色青，其真色见于所胜之部（脾开窍于口），即"唇吻反青"，为肝绝之表现一；肝主筋，筋脉拘急，发于所胜之分（脾主四肢），即"四肢漐习"，为肝绝之表现二。

［8］黧（lí）黑：黧，黑黄相杂。黧黑，脸色黑黄。

［9］此为脾绝也：脾开窍于口，"环口黧黑"说明脾内精华亡失。柔汗即冷汗。脾为后天之本，运化水谷，举阳升清，是津液之本、阳气之宗，"柔汗发黄"，为阳脱，真色现。以上情形，称之为脾绝。

［10］溲便遗失：大小便失禁。

［11］此为肾绝也：肾主开合，紧固便溺，肾失开合，不能制约便溺时，则"溲便遗失"；肾藏志，志不能藏守，则"狂言"；据"五轮"学说，瞳属肾，"目反直视"说明肾之精亡失，不能荣养瞳子。以上情形，称之为肾绝。

【原文】

寸口脉浮大，而医反下之，此为大逆[1]。浮则无血，大则为寒，寒气相抟，则为肠鸣。医乃不知，而反饮冷水，令汗大出，水得寒气，冷必相抟，其人即𫗦[2]音噎，下同。

【注释】

［1］大逆：《伤寒论》云，"脉浮大，应发汗，若反下之，为

大逆"。指给病人带来极大伤害的错误治疗。

［2］饐（yē）:《说文解字》云，"饭窒也"。《玉篇》云，"食不下也"。此指气滞中焦。

【原文】

趺阳脉浮，浮则为虚，浮虚相抟，故令气饐，言胃气虚竭[1]也。脉滑则为哕[2]，此为医咎[3]，责虚取实，守空迫血[4]。脉浮，鼻中燥者，必衄[5]也。

【注释】

［1］虚竭：虚损耗尽。

［2］哕（yuě）:《说文解字》注:"气逆曰哕。"

［3］咎（jiù）: 指误治。

［4］守空迫血:《素问·阴阳应象大论》云:"阴在内，阳之守也，阳在外，阴之使也。"发汗一则伤阳，二则失津液，阳气不足称之为守空。表阳虚微，阴不被阳守，邪气因而入里，与阴血相搏，血乃被迫妄行。

［5］衄（nǜ）:《说文解字》云:"鼻出血也。"也指人皮肤、五官的出血。

【原文】

诸脉浮数，当发热，而洒淅恶寒。若有痛处，饮食如常者，蓄积有脓也。

脉浮而迟，面热赤而战惕[1]者，六七日当汗出而解，反发热者，差[2]迟。迟为无阳，不能作汗，其身必痒也[3]。

【注释】

[1] 惕（dàng）：指振战幅度大。

[2] 差（chài）：同"瘥"，《说文解字》："愈也。"

[3] 其身必痒也：阳不足，汗液无法外达于皮肤，加之"发热"，无汗而邪气浮于皮肤，因而身痒。

【原文】

寸口脉阴阳俱紧者，法当清邪中[1]于上焦，浊邪中于下焦。清邪中上，名曰洁也；浊邪中下，名曰浑也。阴中于邪，必内栗[2]也。表气微虚，里气不守，故使邪中于阴。阳中于邪，必发热头痛，项强颈挛[3]，腰痛胫酸[4]，所为阳中雾露之气[5]，故曰清邪中上，浊邪中下。阴气为栗，足膝逆冷，便溺妄出。表气微虚，里气微急，三焦相溷[6]，内外不通。上焦怫音佛，下同郁[7]，脏气相熏[8]，口烂食断[9]也。中焦不治，胃气上冲，脾气不转，胃中为浊，荣卫不通，血凝不流。若卫气前通者，小便赤黄，与热相抟，因热作使，游于经络，出入脏腑，热气所过，则为痈脓。若阴气前通者，阳气厥微，阴无所使，客气内入，嚏[10]而出之，声嗢[11]乙骨切咽塞。寒厥相追，为热所拥，血凝自下，状如豚肝。阴阳俱厥，脾气孤弱，五液注下[12]。下焦不盍[13]一作阖，清便下重，令便数难，齐筑湫痛[14]，命将难全。

【注释】

[1] 中（zhòng）：遭受、感染。

[2] 栗：本义指因恐惧而发抖，此指发抖、颤动。

[3] 项强颈挛（luán）：头、脖子僵痛不舒。

［4］腰痛胫（jìng）酸：腰、小腿酸胀疼痛。

［5］所为阳中雾露之气：这是性质属阳的雾露邪气所致。

［6］溷（hún）：指三焦气乱。

［7］怫郁：怫，义郁。同义词连用，形容极其郁闭。

［8］熏：指怫郁于上焦的气化热，熏蒸于脏。

［9］食龂（yín）：指牙龈腐烂。

［10］嚏（tì)：《说文解字》云，"悟解气也"。义为张口运气。

［11］喎（wā)：《说文解字》云，"咽也"。

［12］五液注下：《伤寒悬解》注："阴阳俱致而厥逆，浊气不降，清气不升，则脾气孤弱，不能统摄五脏之精液，五液奔注而下泄，是里阴通而寒伤于内。"

［13］盍（hé）：同"阖"，聚合。

［14］齐筑湫（qiū）痛："齐"同"脐"；筑，捣。脐筑，即脐部悸动如捣。湫痛，指寒气壅聚。

【原文】

脉阴阳俱紧者，口中气出，唇口干燥，蜷卧足冷，鼻中涕出，舌上胎[1]滑，勿妄治也。到七日以来，其人微发热，手足温者，此为欲解；或到八日以上，反大发热者，此为难治。设使恶寒者，必欲呕也；腹内痛者，必欲利也。

脉阴阳俱紧，至于吐利，其脉独不解；紧去入安[2]，此为欲解。若脉迟，至六七日不欲食，此为晚发，水停故也，为未解；食自可者，为欲解。病六七日，手足三部脉皆至，大烦而口噤[3]不能言，其人躁扰者，必欲解也。若脉和，其人大烦，目重，脸内际黄[4]者，此欲解也。

【注释】

[1] 胎：同"苔"。

[2] 紧去人安：当作"紧去人安"。

[3] 口噤（jìn）：指不能张嘴说话。

[4] 脸内际黄：脸当作"睑"，《伤寒论条辨》卷七作"睑"。指眼睑内呈黄色。

【原文】

脉浮而数，浮为风，数为虚，风为热，虚为寒，风虚相抟，则洒淅恶寒也。

脉浮而滑，浮为阳，滑为实，阳实相抟，其脉数疾，卫气失度[1]。浮滑之脉数疾，发热汗出者，此为不治。

【注释】

[1] 卫气失度：一息六至称为数，平人脉一息四至，卫气行六寸，现今一息六至，则卫气行九寸，比平人多一半，可知是卫气失其常度。

【原文】

伤寒咳逆上气[1]，其脉散者死，谓其形损故也[2]。

【注释】

[1] 咳逆上气：指气逆上泛。

[2] 谓其形损故也：即心火刑于肺金时，损伤会表现在形体上。此时病极危重，病人常短时间内去世，难以挽救。

平脉法第二

本篇论述了平人无病之脉、四时平脉、阴阳等分之平脉等。"平脉"还有辨脉的意思，文中亦描述了多种病脉，有四时太过与不及之脉、脏腑阴阳乘侮之脉、百病错杂之脉等。

本篇与上篇共同描述了脉与法。与上篇的不同之处在于本篇用五行生克来分析了疾病的纵横逆顺及生死预后。

【原文】

问曰：脉有三部，阴阳相乘[1]，荣卫血气，在人体躬。呼吸出入，上下于中，因息游布，津液流通。随时动作，效象形容[2]。春弦秋浮，冬沉夏洪。察色观脉，大小不同，一时之间，变无经常[3]。尺寸参差，或短或长，上下乖错[4]，或存或亡。病辄改易，进退低昂，心迷意惑，动失纪纲。愿为具陈，令得分明。师曰：子之所问，道之根源。脉有三部，尺寸及关，荣卫流行，不失衡铨[5]。肾沉心洪，肺浮肝弦[6]，此自经常，不失铢分[7]。出入升降，漏刻[8]周旋，水下百刻，一周循环。当复寸口，虚实见焉，变化相乘，阴阳相干。风则浮虚，寒则牢坚，沉潜水滀[9]，支饮急弦[10]。动则为痛，数则热烦，设有不应，知变所缘。三部不同，病各异端，大过可怪，不及亦然[11]。邪不空见，终必有奸，审察表里，三焦别焉。知其所舍，消息诊看，料度腑脏，独见若神。为子条纪[12]，传与贤人。

【注释】

[1] 阴阳相乘（chéng）：此指阴阳相生相成，既对立又统一。

[2] 效象形容：模仿脉的形态加以形容，使人易懂。

[3] 经常：规律。

[4] 乖错：极其错乱。

[5] 衡铨（quán）：此指荣行脉中，卫行脉外，荣卫随脉，上下应四时的常度。

[6] 肾沉心洪，肺浮肝弦：肾，五行属水，方位、四时分别应于北方、冬季，因而脉沉；心，五行属火，方位、四时分别应于南方、夏季，因而脉洪；肺，五行属金，方位、四时分别应于西方、秋季，因而脉浮；肝，五行属木，方位、四时分别应于东方、春季，因而脉弦。

[7] 铢（zhū）分：一铢一分，比喻微小的事物。

[8] 漏刻：即漏壶，古代的计时器，因漏壶的箭上刻符号表时间，故称。

[9] 潴（chù）：水停滞积聚。

[10] 支饮急弦：支，四肢。邪支散于外，称之为支饮。因部于外，脉呈急弦状。

[11] 大过可怪，不及亦然：太过、不及之脉，皆是有邪气影响到了正气。

[12] 条纪：陈列纪要。

【原文】

师曰：呼吸者，脉之头也。初持脉[1]，来疾去迟，此出疾入迟，名曰内虚外实[2]也。初持脉，来迟去疾，此出迟入疾，名曰内实外虚^[3]也。

【注释】

[1] 初持脉：持脉，诊察脉象。初持脉，刚开始诊察脉象时。

[2] 内虚外实：外为阳，内为阴。阳有余而阴不足。

[3] 内实外虚：阳不足而阴有余。

【原文】

问曰：上工^[1]望而知之，中工问而知之，下工脉而知之，愿闻其说。师曰：病家人请云，病人苦发热，身体疼，病人自卧，师到诊其脉，沉而迟者，知其差也。何以知之？若表有病者，脉当浮大，今脉反沉迟，故知愈也。假令病人云腹内卒痛，病人自坐，师到脉之，浮而大者，知其差也。何以知之？若里有病者，脉当沉而细，今脉浮大，故知愈也。

【注释】

[1] 上工：指医术高明的医生。下文"中工""下工"指医术稍差的医生。

【原文】

师曰：病家人来请云，病人发热烦极。明日师到，病人向壁卧，此热已去也。设令脉不和，处言已愈。设令向壁卧，闻师到，不惊起而盻视^[1]，若三言三止，脉之咽唾者，此诈病^[2]也。设令脉自和，处言此病大重，当须服吐下药，针灸数十百处乃愈。

【注释】

［1］盻（xì）视：怒视。

［2］诈病：假装或伪装患病。

【原文】

师持脉，病人欠[1]者，无病也。脉之呻[2]者，病也。言迟者，风也[3]。摇头言者，里痛也[4]。行迟者，表强也[5]。坐而伏者，短气也[6]。坐而下一脚者，腰痛也[7]。里实护腹，如怀卵物者，心痛也。

【注释】

［1］欠：打呵欠。

［2］呻：为呻吟之声，病人身有所苦，故呻吟。

［3］言迟者，风也：风邪客于内，则经络拘急，舌体僵直难言。

［4］摇头言者，里痛也：里有病，想说话，则头为之震颤摇动。

［5］行迟者，表强也：表强者，由于筋络拘挛，走路不顺畅。

［6］坐而伏者，短气也：坐，古人坐状为两膝着地，臀置于足跟部。短气者，其里不和，因而坐时喜欢伏卧。

［7］坐而下一脚者，腰痛也：脚，小腿。《灵枢·刺节真邪》云："腰者，身之大关节也。"腰痛，为大关节不利，故坐不能正，患者将小腿下伸，以缓腰中之痛。

【原文】

师曰：伏气[1]之病，以意候之。今月之内，欲有伏气，假令旧有伏气，当须脉之。若脉微弱者，当喉中痛似伤，非喉痹[2]也。病人云：实咽中痛。虽尔，今复欲下利。

【注释】

[1] 伏气：冬季感寒，寒气伏藏于经络之中，不会使人立即发病，称之为伏气。至春分之时，蛰伏于内的寒邪才会发作致病。

[2] 喉痹：咽喉闭塞疼痛之症。

【原文】

问曰：人恐怖者，其脉何状？师曰：脉形如循丝累累然[1]，其面白脱色也。

问曰：人不饮，其脉何类？师曰：脉自涩，唇口干燥也。

问曰：人愧[2]者，其脉何类？师曰：脉浮而面色乍白乍赤。

【注释】

[1] 脉形如循丝累累然：人因恐怖害怕，以致血气不足，神气自弱，脉中空虚，脉形细弱如丝。累累，形容连续不断，排列成串。

[2] 愧：羞也。人如果羞愧，则神气怯弱，而心主神，若心神不宁，则脉虚浮，面色常常或红或白。

【原文】

问曰：经说[1]脉有三菽六菽重者[2]，何谓也？师曰：脉人以指按之，如三菽之重者，肺气也；如六菽之重者，心气也；如九菽之重者，脾气也；如十二菽之重者，肝气也；按之至骨者，肾气也。菽者，小豆也。假令下利，寸口、关上、尺中，悉不见脉，然尺中时一小见，脉再举头一云按投者，肾气也。若见损脉[3]来至，为难治。肾为脾所胜，脾胜不应时[4]。

【注释】

[1] 经：指《难经》。

[2] 脉有三菽（shū）六菽重者：《难经》云，"如三菽之重，与皮毛相得者，肺部也；如六菽之重，与血脉相得者，心部也；如九菽之重，与肌肉相得者，脾部也；如十二菽之重，与筋平者，肝部也；按之至骨，举指来疾者，肾部也"。不同的脉有其对应之处，当谨候脉象，以察其脏。

[3] 损脉：指尺脉更甚或者减损，是肾气衰的表现。亦指脉一呼一至，一吸一至。

[4] 肾为脾所胜，脾胜不应时：此为注文。肾属水，脾属土，土能胜水，故言"肾为脾所胜"；脾脉复，胜肾气，肾气衰现损脉，此时病情加深，故言"不应时"。

【原文】

问曰：脉有相乘，有纵有横[1]，有逆有顺[2]，何谓也？师曰：水行乘火，金行乘木，名曰纵；火行乘水，木行乘金，名曰横；水行乘金，火行乘木，名曰逆；金行乘水，木行乘火，名曰顺也。

【注释】

[1] 有纵有横：纵，纵任其气，乘其所胜；横，其气横逆，

反乘其所不胜。纵横，与恣横之义通，为放纵专横。

[2]有逆有顺：水为金子，火为木子，子行乘母，为气逆；母行乘子，为气顺。

【原文】

问曰：脉有残贼[1]，何谓也？师曰：脉有弦、紧、浮、滑、沉、涩，此六脉名曰残贼，能为诸脉作病也。

【注释】

[1]残贼：损伤健康的人体为残，损害健康的人体为贼，所谓残贼，能伤正。

风、寒、暑、湿、饥、饱、劳、逸过度皆可伤人。各经脉受病的原因可为风、寒、暑、湿损伤荣卫并客于阴阳之中，是风邪则脉浮，是寒邪则脉紧，中暑则脉滑，中湿则脉涩，伤于阴则脉沉，伤于阳则脉浮。

【原文】

问曰：脉有灾怪[1]，何谓也？师曰：假令人病，脉得太阳，与形证相应，因为作汤，比还[2]送汤，如食顷，病人乃大吐，若下利，腹中痛。师曰：我前来不见此证，今乃变异，是名灾怪。又问曰：何缘作此吐利？答曰：或有旧时服药，今乃发作，故为灾怪耳。

【注释】

[1]灾怪：出乎意料的变化。此指用药与脉证相符，反而发生意外的变化。

［2］比还（huán）：等到回来。

【原文】

问曰：东方肝脉，其形何似？师曰：肝者，木也，名厥阴，其脉微弦，濡弱而长，是肝脉也。肝病自得濡弱者，愈也[1]。假令得纯弦脉者，死[2]。何以知之？以其脉如弦直，此是肝脏伤，故知死也。

【注释】

［1］肝病自得濡弱者，愈也：《难经》云，"春脉弦者，肝，东方木也，万物始生，未有枝叶，故脉来濡弱而长，故曰弦"。濡弱脉是肝的平脉，肝病患者若得此脉，为肝气已和。

［2］纯弦脉者，死：纯弦脉时知脉来弦直而不软，是没有胃气的表现，纯弦脉为真脏脉，现此脉说明患者已无法救治。

【原文】

南方心脉，其形何似？师曰：心者，火也，名少阴，其脉洪大而长，是心脉也。心病自得洪大者，愈也。假令脉来微去大，故名反[1]，病在里也。脉来头小本大，故名覆，病在表也。上微头小者，则汗出。下微本大者，则为关格[2]不通，不得尿。头无汗者，可治，有汗者死。

【注释】

［1］反：心脉来盛去衰时为平脉，来微去大，是违反本脉之象，因而称之为"反"。

［2］关格：指因邪扰，小肠之气凝结，闭塞不通，其人不得

小便。

【原文】

西方肺脉，其形何似？师曰：肺者，金也，名太阴，其脉毛浮也。肺病自得此脉，若得缓迟者，皆愈。若得数者则剧。何以知之？数者，南方火，火克西方金，法当痈肿，为难治也[1]。

【注释】

[1]法当痈肿，为难治也：肺主皮毛，脉数说明有热，热邪客于皮肤，稽留不去，就会形成痈肿恶疮。

【原文】

问曰：二月得毛浮脉，何以处言至秋当死？师曰：二月之时，脉当濡弱，反得毛浮者，故知至秋死[1]。二月肝用事，肝属木，脉应濡弱，反得毛浮脉者，是肺脉也。肺属金，金来克木，故知至秋死。他皆仿此。

【注释】

[1]故知至秋死：春季患者反而表现为秋脉，这是金气乘木，肺来克肝的表现。春时，肝尚可借助升发之气以维系自身，至秋季，肺气旺，肝木受克更甚，乃至肝气绝竭，"故知至秋死"。

【原文】

师曰：脉肥人责[1]浮，瘦人责沉。肥人当沉，今反浮，瘦人当浮，今反沉，故责之。

【注释】

［1］责：求也。此指求其病因。

【原文】

师曰：寸脉下不至关，为阳绝[1]；尺脉上不至关，为阴绝[2]，此皆不治，决死也。若计其余命生死之期，期以月节克之[3]也。

【注释】

［1］阳绝:《脉经》:"阳生于寸，动于尺。……寸脉下不至关者，为阳绝，不能下应于尺也。"

［2］阴绝:《脉经》:"阴生于尺，动于寸。……尺脉上不至关者，为阴绝，不能上应于寸也。"

［3］以月节克之：指与疾病相克的月令季节，如阳绝者，死于春夏，阴绝者，死于秋冬。

【原文】

师曰：脉病人不病，名曰行尸[1]，以无王[2]气，卒眩仆[3]不识人者，短命则死。人病脉不病，名曰内虚[4]，以无谷神[5]，虽困无苦。

【注释】

［1］行尸：脉是人之根本。"脉病人不病"说明其人根本内绝，形体虽暂时强壮健康，一旦气脱，则眩晕僵仆而死，因而称之为"行尸"。

［2］王：通"旺"，兴盛，旺盛。

［3］眩仆（pū）：昏倒，眩晕扑地。

［4］内虚："人病脉不病"说明其人根本内固，形体虽然暂时羸弱，但这只是内部的虚损，不会动摇根本，因而称之为"内虚"。

［5］谷神：谷气。谷气足，人自安。

【原文】

问曰：翕奄沉[1]，名曰滑，何谓也？师曰：沉为纯阴，翕为正阳，阴阳和合，故令脉滑，关尺自平。阳明脉微沉，食饮自可。少阴脉微滑，滑者，紧之浮名也，此为阴实[2]，其人必股内汗出，阴下湿也。

【注释】

［1］翕（xī）奄（yǎn）沉：脉来大而盛，聚而沉，称之为"翕奄沉"。此脉应指圆滑，如珠滚玉盘。翕，聚合，原指鸟起飞前收敛其翅膀。奄，忽然，突然。

［2］阴实："少阴脉微滑"，为阴部见阳脉，这是阳偏胜而阴不足的表现，说明少阴经中有阳热实邪，因阳充斥于阴分，故称为"阴实"。

【原文】

问曰：曾为人所难，紧脉从何而来？师曰：假令亡汗，若吐，以肺里寒，故令脉紧也。假令咳者，坐饮冷水[1]，故令脉紧也。假令下利，以胃虚冷，故令脉紧也。

【注释】

[1] 坐饮冷水：坐，因为。因为饮用了冷水（使寒邪入里）。

【原文】

寸口卫气盛，名曰高，_{高者，暴狂而肥}[1]。荣气盛，名曰章[2]，_{章者，暴泽而光}。高章相抟，名曰纲[3]，_{纲者，身筋急，脉强直故也}。卫气弱，名曰惵[4]，_{惵者，心中气动迫怯}。荣气弱，名曰卑，_{卑者，心中常自羞愧}。惵卑相抟，名曰损，_{损者，五脏六腑俱乏气虚惙}[5]故也。卫气和，名曰缓[6]，_{缓者，四肢不能自收}。荣气和，名曰迟[7]，_{迟者，身体俱重，但欲眠也}。缓迟相抟，名曰沉，_{沉者，腰中直，腹内急痛，但欲卧，不欲行}。

【注释】

[1] 暴狂而肥：《素问·生气通天论》云："阴不胜其阳，则脉流薄疾，并乃狂。"卫为阳气，卫盛而暴狂时，阴不能胜阳，脉整体表现为暴狂之象。"卫气者所以温分肉、充皮毛、肥腠理、司开阖者也"，卫气盛，肥满之气可盛于外。

[2] 章：同"彰"，此指脉气充实有余。

[3] 纲：同"刚"，此指脉动强而有力。

[4] 惵（dié）：惧怕、恐惧的样子。此指脉气不足。

[5] 惙（chuò）：疲惫。

[6] 缓：舒展。卫气独和，不与荣气相谐，则荣病。

[7] 迟：从容。荣气独和，不与卫气相谐，则卫病，身体重而欲眠。

【原文】

寸口脉缓而迟，缓则阳气长，其色鲜，其颜光，其声商[1]，毛发长。迟则阴气盛，骨髓生，血满，肌肉紧薄鲜鞭，阴阳相抱，营卫俱行，刚柔相得，名曰强[2]也。

【注释】

[1] 商：五音之一，其声清越，属金，与肺合。

[2] 强：阴阳调和，二气相辅相成，荣卫流通，刚柔并济，称之为"强"，强壮之义。

【原文】

趺阳脉滑而紧，滑者胃气实，紧者脾气强。持实击强，痛还自伤[1]，以手把刃，坐作疮也。

【注释】

[1] 持实击强，痛还自伤：脾、胃均强实，相击则腑脏自伤而痛。

【原文】

寸口脉浮而大，浮为虚，大为实，在尺为关[1]，在寸为格[2]，关则不得小便，格则吐逆。

【注释】

[1] 在尺为关：指邪气关闭下焦，里气不能下通，故不能小便。

〔2〕在寸为格：指邪气格拒上焦，饮食不得入内，故发生吐逆。

【原文】

趺阳脉伏而涩，伏则吐逆，水谷不化，涩则食不得入，名曰关格。

脉浮而大，浮为风虚，大为气强，风气相抟，必成瘾疹，身体为痒。痒者，名泄风，久久为痂癞[1]。眉少发稀，身有干疮而腥臭也。

【注释】

〔1〕痂（jiā）癞（lài）：指皮肤有溃烂结痂。成无己注："痂癞者，眉少、发稀，身有干疮而腥臭。"

【原文】

寸口脉弱而迟，弱者卫气微，迟者荣中寒。荣为血，血寒则发热[1]。卫为气，气微者心内饥，饥而虚满，不能食也。

【注释】

〔1〕荣为血，血寒则发热：寒邪客于荣，荣血与邪气相搏而致发热。

【原文】

趺阳脉大而紧者，当即下利，为难治。

寸口脉弱而缓，弱者阳气不足，缓者胃气有余，噫而吞酸，食卒不下[1]，气填于膈上也。一作下。

【注释】

[1] 食卒不下：卒，终于、终究。此指食物始终不能被消化。

【原文】

跌阳脉紧而浮，浮为气，紧为寒，浮为腹满，紧为绞痛，浮紧相抟，肠鸣而转，转即气动，膈气乃下，少阴脉不出，其阴肿大而虚也[1]。

【注释】

[1] 其阴肿大而虚也：若"少阴脉不出"，虚寒之气将下行至下焦，并结于下部的少阴经，聚于阴器处，气滞而不散。

【原文】

寸口脉微而涩，微者卫气不行，涩者荣气不逮，荣卫不能相将[1]，三焦无所仰，身体痹不仁。荣气不足，则烦疼口难言[2]。卫气虚者，则恶寒数欠。三焦不归其部，上焦不归者，噫而酢吞[3]；中焦不归者，不能消谷引食；下焦不归者，则遗溲。

【注释】

[1] 相将：相扶持、协调。

[2] 荣气不足，则烦疼口难言：荣为血，血虚则烦疼；血由心化生，荣血弱则心虚，舌为心之苗，因而"口难言"。

[3] 酢（cù）吞：此处指吞酸。

【原文】

跌阳脉沉而数[1]，沉为实，数消谷，紧者病难治。

【注释】

[1]脉沉而数：脉沉是有实的表现，沉也主里。脉数说明有热，热能消谷。

【原文】

寸口脉微而涩，微者卫气衰，涩者荣气不足。卫气衰，面色黄[1]，荣气不足，面色青[2]。荣为根，卫为叶，荣卫俱微，则根叶枯槁[3]而寒栗、咳逆、唾腥[4]、吐涎沫也。

【注释】

[1]卫气衰，面色黄：脾为后天之本，其运化的水谷精微中剽疾华丽的一部分转化为卫气，"卫气衰"说明脾运化功能失司，因而"面色黄"。

[2]荣气不足，面色青：荣气是血的前提成分之一，肝藏血，"荣气不足"说明血虚，肝失去血的濡养，因而"面色青"。

[3]枯槁（gǎo）：干枯、枯萎。

[4]唾腥：唾液有血腥气。

【原文】

跌阳脉浮而芤，浮者卫气虚，芤者荣气伤，其身体瘦，肌肉甲错[1]，浮芤相抟，宗气[2]微衰，四属断绝。四属者，谓皮、肉、脂、髓。俱竭，宗气则衰矣。

【注释】

[1]肌肉甲错：皮肤干燥皲裂成鳞状，触摸时感觉粗糙不光滑。

[2]宗气：水谷精微，外达四肢，上聚于胸中，以贯心脉之气。

【原文】

寸口脉微而缓，微者卫气疏，疏则其肤空；缓者胃气实，实则谷消而水化也。谷入于胃，脉道乃行，水入于经，其血乃成。荣盛则其肤必疏，三焦绝经[1]，名曰血崩[2]。

【注释】

[1]三焦绝经：此指三焦无所依傍而经气不循常道。

[2]血崩：此指荣气过盛而失常，导致荣卫失和。卫气更加虚衰，在外不能固密皮肤，在内不能护卫气血，血不归经，因而出现大量出血不止的情况。

【原文】

趺阳脉微而紧，紧则为寒，微则为虚，微紧相抟，则为短气。

少阴脉弱而涩，弱者微烦，涩者厥逆[1]。

趺阳脉不出，脾不上下，身冷肤鞕[2]。

【注释】

[1]厥逆：四肢厥冷。

[2]身冷肤鞕：脾胃皆虚，水谷运化失司，气机升降紊乱，以致荣卫不能周流全身，卫气不能温分肉，荣血不能濡肌肤，表现为冷、硬。

【原文】

少阴脉不至，肾气微，少精血，奔气促迫，上入胸膈，宗气反聚，血结心下，阳气退下，热归阴股，与阴相动，令身不仁，此为尸厥[1]，当刺期门[2]、巨阙[3]。宗气者，三焦归气也，有名无形，气之神使也。下荣玉茎，故宗筋聚缩之也。

【注释】

[1]尸厥：指人厥冷而无知觉，如同死去，但仍有脉搏。

[2]期门：归属足厥阴肝经，为肝之募穴，在胸部，第六肋间隙，前正中线旁开四寸。主治胸胁胀痛、呕吐、吞酸、呃逆、腹胀、腹泻等肝胃病证；亦治疗郁病、奔豚气、乳痈。

[3]巨阙（quē）：归于任脉，为心之募穴，在上腹部，脐中上六寸，前正中线上。主治癫狂痫、胸痛、心悸；亦治疗呕吐、吞酸。

【原文】

寸口脉微，尺脉紧，其人虚损多汗，知阴常在，绝不见阳也。

寸口诸微亡阳[1]，诸濡亡血，诸弱发热，诸紧为寒。诸乘寒者，则为厥[2]，郁冒[3]不仁，以胃无谷气，脾涩不通，口急不能言，战而栗也。

【注释】

[1]亡阳：证名，阳气失亡，以汗出不止为主症。

[2]厥：外来寒邪乘人之气虚，抑伏阳气使之不得宣发，从而形成厥病。

[3]郁冒：昏冒不知人。

【原文】

问曰：濡弱[1]何以反适十一头[2]？师曰：五脏六腑相乘，故令十一。

问曰：何以知乘腑？何以知乘脏？师曰：诸阳浮数为乘腑。诸阴迟涩为乘脏也。

【注释】

[1]濡弱：指气血。

[2]十一头：指五脏六腑（相加共计十一个）。

伤寒论卷第二

伤寒例第三

本篇论述外感热病学的概论和伤寒辨证的准则。包括四时正气的顺序，伤寒的预防办法，感而即发的伤寒，伏气而发的温病和暑病，时疫的寒疫与冬温，新感而引动伏邪的温疟、风温、温毒与温疫，六经伤寒与两感为病等。此外，还介绍了用斗历候气法占测正令来验太过与不及；阐述了外感病的治疗、调养、预后的原则性办法。

【原文】

四时八节[1]二十四气七十二候[2]决病法：

立春正月节斗[3]指艮　　雨水正月中指寅

惊蛰二月节指甲　　　　春分二月中指卯

清明三月节指乙　　　　谷雨三月中指辰

立夏四月节指巽　　　　小满四月中指巳

芒种五月节指丙　　　　夏至五月中指午

小暑六月节指丁　　　　大暑六月中指未

立秋七月节指坤　　　　处暑七月中指申

白露八月节指庚　　　　秋分八月中指酉

寒露九月节指辛　　　　霜降九月中指戌。

立冬十月节指乾　　　　小雪十月中指亥

大雪十一月节指壬　　　　冬至十一月中指子

小寒十二月节指癸　　　　大寒十二月中指丑

二十四气，节有十二，中气有十二，五日为一候，气亦同，合有七十二候，决病生死。此须洞解[4]之也。

【注释】

[1] 八节：指四立、二分与二至。四立即立春、立夏、立秋、立冬。二分即春分、秋分。二至即夏至、冬至。

[2] 七十二候：指二十四节气的进一步划分。一个节气共十五天，每五天为一候，二十四节气分为七十二候。

[3] 斗（dǒu）：指斗柄。北斗七星中的一部分排列成柄的形状，称之为"斗柄"。

[4] 洞解：透彻、清楚地了解、掌握。

【原文】

《阴阳大论》云：春气温和，夏气暑热，秋气清凉，冬气冰列，此则四时正气之序也。冬时严寒，万类深藏，君子固密[1]，则不伤于寒，触冒[2]之者，乃名伤寒耳。其伤于四时之气，皆能为病，以伤寒为毒者，以其最成杀厉[3]之气也。中而即病者，名曰伤寒。不即病者，寒毒藏于肌肤，至春变为温病，至夏变为暑病。暑病者，热极重于温也。是以辛苦之人[4]，春夏多温热病者，皆由冬时触寒所致，非时行之气也。凡时行者，春时应暖而反大寒，夏时应热而反大凉，秋时应凉而反大热，冬时应寒而反大温，此非其时而有其气。是以一岁之中，长幼之病多相似者，此则时行之气也。夫欲候知四时正气为病及时行疫气之法，皆当按斗历[5]占之。九月霜降节后宜渐寒，向冬大寒，至正月雨水节后宜解也。所以谓之雨水者，以冰雪解而为雨水故也。至惊蛰二月节后，气渐和暖，向夏大热，至秋便凉。从霜降以后至春分以前，凡有触冒霜露，体中寒即病者，谓之伤寒也。九月十月，寒气尚微，为病则轻。十一月十二月，寒冽已严，为病则重。正月二月，寒渐将解，为病亦轻。此以冬时不调，适有伤寒之人，即为病也。其冬有非节之暖者，名为冬温[6]。冬温之毒，与伤寒大异。冬温复有先后，更相重沓[7]，亦有轻重，为治不同，证如后章。从立春节后，其中无暴大寒，又不冰雪，而有人壮热为病者，此属春时阳气，发于冬时伏寒，变为温病。从春分以后至秋分节前，天有暴寒者，皆为时行寒疫也。三月四月，或有暴寒，其时阳气尚弱，为寒所折，病热犹轻。五月六月，阳气已盛，为寒所折，病热则重。七月八月，阳气已衰，为寒所折，病热亦微，其病与温及暑病相似，但治有殊耳。十五日得一气，于四时之中，一时有六气，四六名为二十四气。然气候亦有应至仍不至，或有未应至而至者，或有至而太过者，皆成病气也。但天地动静，阴阳鼓击[8]者，各正一气耳。是以彼春之暖，为夏之暑，彼秋之忿[9]，为冬之怒。是故冬至之后，一阳爻[10]升，一阴爻降也；夏至之后，一阳气下，一阴气上也。斯则冬夏二至，阴阳合也；春秋二分，阴阳离也。阴阳交易[11]，人变病焉。此君子春夏养阳，秋冬养阴，顺天地之刚柔也。小人触冒，必婴暴疹[12]。须知毒烈之气，留在何经，而发何病，详而取之。是以春伤于风，夏必飧泄[13]；夏伤于暑，秋必病疟[14]；秋伤于湿，冬必咳嗽；冬伤于寒，春必病温。此必然之道，可不审明之。伤寒之病，逐日浅深，以施方治。今世人伤寒，或始不早治，或治不对病，或日数久淹，困乃告医，医人又不依次第而治之，则不中病[15]，皆宜临时消息制方，无不效也。今搜采仲景旧论，录其证候、诊脉声色、对病真方有神验者，拟防世急也。

【注释】

[1] 君子固密：君子指善于养生之道的人。固密指保护周密。

[2] 触冒：接触冒犯。

[3] 杀厉：杀伤性强。

[4] 辛苦之人：缺衣少食的劳苦人。

[5] 斗历：斗历，古人根据斗柄所指方向来预测节气的递变，此称"斗历"。

[6] 冬温：冬季应当寒冷的时候反而特别温暖，此种反常的气候伤人，所致疾病称之为"冬温"。

[7] 重沓（tà）：沓，相合，众多而重复。此指冬温发病时间先后参差不齐、重叠交合的现象。

[8] 阴阳鼓击：阴阳之气相互鼓动、生发。

[9] 彼秋之忿（fèn）：忿，愤怒、怨恨之义。此指秋季愤怒的情绪成邪并伏藏于人的体内。

[10] 爻（yáo）：《易》中组成卦的基本符号。

[11] 阴阳交易：四时阴阳交替。

[12] 必婴暴疹：很有可能感染并形成极为严重的大病。婴，缠绕，此指感染疾病。疹，指病。

[13] 飧（sūn）泄：《素问·阴阳应象大论》云："清气在下，则生飧泄。"指大便泄泻清稀，并伴有不消化的食物残渣，多因肝郁脾虚，清气不升所致。

[14] 病疟（nüè）：受痎（jiē）疟所苦。疟，《说文解字》云："寒热休作。"痎，《说文解字》云："二日一发疟也。"

[15] 中病：指病大体已去，将要痊愈。

【原文】

又土地温凉，高下不同；物性刚柔，飧居亦异[1]。是故黄帝兴四方之问[2]，岐伯举四治之能[3]，以训后贤，开其未悟者。临病之工，宜须两审[4]也。

【注释】

[1] 飧（cān）居亦异：飧，与"餐"同。东方近海，当地居民喜食鱼，西方多丘陵风沙，当地居民喜食脂膏肥厚之品，南方潮湿，当地居民嗜酸味之品，北方寒冷多旷野，当地居民喜食乳类，以上所述，为"飧居亦异"。

[2] 四方之问：指《黄帝内经素问》中关于东西南北等地域、气候、饮食风俗的差异，对疾病的影响与治法的不同而作出的讨论。

[3] 四治之能：指《黄帝内经素问》中所提及的砭石、毒药、微针、灸炳等四种疗法的效用。炳，音若，燃烧之义。

[4] 两审：指医者在进行治疗的时候，既要审时，也要审地，体现了中医"因时制宜"和"因地制宜"的思想。

【原文】

凡伤于寒，则为病热，热虽甚，不死。若两感于寒[1]而病者，必死。

【注释】

[1] 两感于寒：指表里俱受寒邪所犯，形成预后不良的危重病。

【原文】

尺寸俱浮[1]者，太阳受病也，当一二日发。以其脉上连风府，故头项痛，腰脊强。

【注释】

[1] 尺寸俱浮：太阳为三阳之长，其气浮于外，脉表现为尺、寸俱浮，这是邪气初入皮肤，客于表之结果。

【原文】

尺寸俱长[1]者，阳明受病也，当二三日发。以其脉夹鼻络于目，故身热目疼鼻干，不得卧。

【注释】

[1] 尺寸俱长：太阳受邪未愈，邪向内传于阳明。阳明为多气多血之经，邪犯阳明，气血外溢，脉表现为尺寸俱长。

【原文】

尺寸俱弦者，少阳受病也，当三四日发。以其脉循胁络于耳，故胸胁痛而耳聋[1]。此三经皆受病，未入于府者，可汗[2]而已。

【注释】

[1] 胸胁痛而耳聋：阳明之邪未愈，向内传于少阳，少阳经壅塞而不流利，则表现为"胸胁痛而耳聋"。

[2] 汗：即使用汗法。三阳均受邪，但病邪依旧在经，即仍

为表证，在表之邪当使用汗法而解。

【原文】

尺寸俱沉细者，太阴受病也，当四五日发。以其脉布胃中，络于嗌[1]，故腹满而嗌干[2]。

【注释】

[1] 嗌（yì）：咽喉，喉咙。

[2] 腹满而嗌干：邪入于阴，太阴经气滞塞不利，邪渐化热，脾属于太阴经，当受累，故有咽干、腹满之症。

【原文】

尺寸俱沉者，少阴受病也，当五六日发。以其脉贯肾，络于肺，系舌本，故口燥舌干而渴[1]。

【注释】

[1] 口燥舌干而渴：人受寒邪，当表现为热症，少阴病会有邪传入里、热气渐盛之象，故口舌干燥且渴。

【原文】

尺寸俱微缓者，厥阴受病也，当六七日发。以其脉循阴器络于肝，故烦满而囊缩[1]。此三经皆受病，已入于腑，可下[2]而已。

【注释】

[1] 囊缩：指阴囊上缩，常与舌卷并见于危重病中。

［2］下：使用下法。三阴均受邪，此时病位在里。若邪仍在经，视作表证，使用汗法；若邪已入腑，则里证已成，当以下法泻之。

【原文】

若两感于寒者，一日太阳受之，即与少阴俱病，则头痛口干，烦满而渴。二日阳明受之，即与太阴俱病，则腹满，身热，不欲食，谵之廉切，又女监切，下同。语[1]。三日少阳受之，即与厥阴俱病，则耳聋，囊缩而厥，水浆不入，不知人者，六日死。若三阴三阳五脏六腑皆受病，则荣卫不行，脏腑不通，则死矣。其不两感于寒，更不传经，不加异气[2]者，至七日太阳病衰，头痛少愈也。八日阳明病衰，身热少歇也。九日少阳病衰，耳聋微闻也。十日太阴病衰，腹减如故，则思饮食。十一日少阴病衰，渴止舌干，已而嚏也。十二日厥阴病衰，囊纵，少腹微下，大气[3]皆去，病人精神爽慧也。若过十三日以上不间[4]，寸尺陷者，大危。若更感异气，变为他病者，当依后坏病证[5]而治之。若脉阴阳俱盛，重感于寒者，变成温疟。阳脉浮滑，阴脉濡弱者，更遇于风，变为风温。阳脉洪数，阴脉实大者，更遇温热，变为温毒[6]，温毒为病最重也。阳脉濡弱，阴脉弦紧者，更遇温气，变为温疫。一本作疟。以此冬伤于寒，发为温病，脉之变证[7]、方治如说。

【注释】

［1］谵语：病中神志不清、胡言乱语。
［2］异气：另一种邪气。
［3］大气：强盛的邪气。

〔4〕不间：间，痊愈。不间即不愈。

〔5〕坏病证：坏病、变证。坏病，指因医治不当而成的顽症、重病。变证，指危急的病证。

〔6〕温毒：病名，又称之为时毒，多由伏藏之邪与时热相触而发。

〔7〕脉之变证：脉象的变化及其所反映的证的变化。

【原文】

凡人有疾，不时即治，隐忍冀差[1]，以成痼疾[2]。小儿女子，益以滋甚[3]。时气不和，便当早言。寻其邪由，及在腠理[4]，以时治之，罕有不愈者。患人忍之，数日乃说，邪气入脏，则难可制。此为家有患，备虑之要。凡作汤药，不可避晨夜，觉病须臾[5]，即宜便治，不等早晚，则易愈矣。如或差迟，病即传变，虽欲除治，必难为力。服药不如方法[6]，纵意违师，不须治之。

【注释】

〔1〕隐忍冀差：得了病不去治疗，反而隐瞒忍耐，寄希望于自行痊愈。

〔2〕痼（gù）疾：指经久难治愈的病。

〔3〕小儿女子，益以滋甚：小儿气血未全，女子易患血性疾病，一旦受邪发病，不能及时得到救治，更容易病重。

〔4〕腠理：指皮肤的纹理和皮下肌肉之间的空隙。

〔5〕觉病须臾：刚察觉到发病。

〔6〕服药不如方法：服药不遵循医嘱。

【原文】

凡伤寒之病，多从风寒得之。始表中风寒，入里则不消[1]矣，未有温覆而当不消散者。不在证治，拟欲攻之，犹当先解表，乃可下之。若表已解，而内不消，非大满，犹生寒热，则病不除。若表已解，而内不消，大满大实坚有燥屎[2]，自可除下之，虽四五日，不能为祸也。若不宜下，而便攻之，内虚热入，协热遂利[3]，烦躁诸变，不可胜数，轻者困笃[4]，重者必死矣。

【注释】

[1]不消：（邪气）不能消解。

[2]大满大实坚有燥屎：体内极度胀满，有实邪，有坚硬、干燥、难以排出的大便。

[3]协热遂利：亡阳下利。热为表证遗留之表热。

[4]困笃（dǔ）：指病情危重。

【原文】

夫阳盛阴虚[1]，汗之则死，下之则愈。阳虚阴盛[2]，汗之则愈，下之则死。夫如是，则神丹[3]安可以误发，甘遂[4]何可以妄攻？虚盛之治，相背千里，吉凶之机，应若影响，岂容易哉！况桂枝下咽，阳盛即毙[5]；承气入胃，阴盛以亡[6]。死生之要，在乎须臾，视身之尽[7]，不暇计日。此阴阳虚实之交错，其候至微，发汗吐下之相反，其祸至速。而医术浅狭，懵然不知病源，为治乃误，使病者殒没，自谓其分。至令冤魂塞于冥路，死尸盈于旷野，仁者鉴此，岂不痛欤！

【注释】

[1] 阳盛阴虚：表为阳，里为阴。若阴虚，阳盛之邪会乘其里虚而入，客于腑中。当阳气下陷于阴中，患者会出现发热等症状。

[2] 阳虚阴盛："阴脉不足，阳往从之；阳脉不足，阴往乘之。"若阳虚，阴邪会乘其表虚，而客于荣卫。为阳虚阴盛也。阴气上入于阳中，患者会出现洒淅恶寒等症状。

[3] 神丹：指神丹剂，由朱砂、乌头、附子、半夏等组成，为发汗之剂。

[4] 甘遂（suì）：一种泻下药，为大戟科植物甘遂的干燥块根，主要功效为泻水逐饮，消肿散结。

[5] 桂枝下咽，阳盛即毙：桂枝汤是发汗药，阳盛阴虚的患者如被误用桂枝汤（误用汗法），则会因汗出津液耗竭而亡。

[6] 承气入胃，阴盛以亡：承气汤是泻下药，阴盛阳虚的患者如被误用承气汤（误用下法），则会因下利正气脱失而亡。

[7] 视身之尽：眼睁睁看着病人死去。

【原文】

凡两感病俱作，治有先后，发表攻里，本自不同。而执迷用意者，乃云神丹甘遂合而饮之，且解其表，又除其里。言巧似是，其理实违[1]。夫智者之举错也，常审以慎；愚者之动作也，必果而速。安危之变，岂可诡[2]哉。世上之士，但务彼翕习之荣[3]，而莫见此倾危[4]之败。惟明者居然能护其本，近取诸身[5]，夫何远之有焉[6]？

【注释】

[1] 言巧似是，其理实违：将发汗的神丹和攻里的甘遂合用，以图两解表里，看似合理，实则违反了因势利导的治疗原则，且两者均为祛邪之品，盲目地使用易致病情恶化。

[2] 诡：诡辩，强词夺理。

[3] 翕习之荣：翕习，威盛貌。此指荣华富贵。

[4] 倾危：倾覆之危。

[5] 近取诸身：从身边的事物中受到启发。

[6] 夫何远之有焉：想要使自己健康长寿怎么会是一件遥不可及的事呢？

【原文】

凡发汗温暖汤药，其方虽言日三服，若病剧不解，当促其间[1]，可半日中尽三服。若与病相阻[2]，即便有所觉。病重者，一日一夜当晬时[3]观之。如服一剂，病证犹在，故当复作本汤服之。至有不肯汗出，服三剂乃解。若汗不出者，死病也。

【注释】

[1] 当促其间：指应当缩短服药的时间间隔。

[2] 相阻：药证不符。

[3] 晬（zuì）时：一整天。晬，一昼夜。

【原文】

凡得时气病，至五六日，而渴欲饮水，饮不能多，不当与[1]也。何者？以腹中热尚少，不能消之，便更与人作病也。至七八日，大渴欲饮水者，犹当依证而与之。与之常令不足，勿极意也，言能饮一斗，与五升。若饮而腹满，小便不利[2]，若喘若哕，不可与之也。忽然大汗出，是为自愈也。

【注释】

[1] 与：给。

[2] 小便不利：小便量减少、排尿困难或小便完全闭塞不通。

【原文】

凡得病，反能饮水，此为欲愈之病。其不晓病者，但闻病饮水自愈，小渴[1]者乃强与饮之，因其成祸[2]，不可复数也。

【注释】

[1] 小渴：微渴。说明其人腹中热轻。

[2] 因其成祸：此时若强行与水，会导致患者水饮内留，而成为各种饮病。

【原文】

凡得病，厥脉动数[1]，服汤药更迟，脉浮大[2]减小，初躁后静，此皆愈证也[3]。

【注释】

[1] 脉动数：说明邪气在阳，若汤药入体后脉变迟，表示阳邪逐渐消散。

[2] 脉浮大：说明有表邪，若减小，表示表邪消散。

[3] 此皆愈证也：因用药，患者由躁转静，表示药起效，邪

不胜药，病情向痊愈的方向发展。

【原文】

凡治温病，可刺五十九穴[1]。又身之穴，三百六十有五，其三十穴，灸之有害，七十九穴，刺之为灾，并中髓也。

【注释】

[1] 五十九穴：《针经》云，"热病，取之诸阳五十九穴，刺，以泻其热，而出其汗；实其阴，而补其不足"。成无己注："所谓五十九刺，两手内外侧各三，凡十二痏（wěi）；五指间各一，凡八痏；足亦如是；头入发际一寸，旁三分，各三，凡六痏；更入发三寸，边五，凡十痏；耳前后、口下，各一，项中一穴，凡六痏；颠上一、囟会一、发际一、廉泉一、风池二、天柱二。"

【原文】

脉四损，三日死。平人四息，病人脉一至，名曰四损[1]。
脉五损，一日死。平人五息，病人脉一至，名曰五损[2]。
脉六损，一时死。平人六息，病人脉一至，名曰六损[3]。

【注释】

[1] 四损：四脏气绝，此时脉称之为四损。
[2] 五损：五脏气绝，此时脉称之为五损。
[3] 六损：五脏六腑之气俱绝，此时脉称之为六损。

【原文】

脉盛身寒，得之伤寒[1]；脉虚身热，得之伤暑[2]。脉阴阳俱盛，大汗出不解者死。脉阴阳俱虚，热不止者死。脉至乍数乍疏者死[3]。脉至如转索，其日死[4]。谵言妄语，身微热，脉浮大，手足温者生；逆冷，脉沉细者，不过一日死矣。此以前是伤寒热病证候也。

【注释】

[1]脉盛身寒，得之伤寒：《素问·脉要精微论》云，"脉者，血之府也。"脉实则血实，脉虚则血虚。受寒邪则易伤血，邪客于血内，则血盛而气虚，表现为"脉盛身寒"。

[2]脉虚身热，得之伤暑：受热邪则易伤气，邪客于气中，则气盛而血虚，表现为"脉虚身热"。

[3]脉至乍数乍疏者死：此脉是为先天、荣、卫之气均断绝的表现，患者易死。

[4]脉至如转索，其日死："脉至如转索"为脉紧急而不柔和，是无胃气的象征，因此不出当日则死。

辨痓湿暍脉证第四

痓音炽，又作痉，巨郢切，下同。

本篇论述由外邪引起的痓、湿、暍三病，因它们都自太阳经起病，仲景将其合于一篇，与伤寒相鉴别。条文主要论述：由外邪所致的"刚痓"和"柔痓"的脉证特点；湿着关节或湿留肌腠所致的外湿，即风湿证和湿痹证；暑病的主要证候有夹虚、夹湿及暑热盛实三种。

【原文】

伤寒所致太阳病痓[1]湿暍[2]，此三种宜应别论，以为与伤寒相似，故此见之。

【注释】

[1] 痓（jìng）：《说文解字》云，"强急也"。指风强病，也称"痓挛"。

[2] 暍（yē）：《说文解字》云，"伤暑也"。指中暑。

【原文】

太阳病，发热无汗，反恶寒者，名曰刚痓[1]。

太阳病，发热汗出，而不恶寒，《病源》云恶寒。名曰柔痓[2]。

太阳病，发热，脉沉而细者，名曰痓。

太阳病，发汗太多，因致痓。

病身热足寒，颈项强急，恶寒，时头热面赤，目脉赤，独头面摇，卒口噤，背反张者，痉病也。

【注释】

[1] 刚痉：风强病，若颈项强直、无汗为刚痉。太阳病，表现为发热无汗，是表实证，不恶寒。今患者反恶寒，说明此为太阳中风，受寒邪伤甚，成为痉病。成无己注："表实感寒，故名刚痉。"

[2] 柔痉：风强病，若颈项强直伴汗出为柔痉。太阳病，表现为发热汗出，是表虚证，则应当恶寒，若患者不恶寒，说明此为阳明病。今患者发热汗出，不恶寒，并非是阳明证，而是太阳中风，受湿邪伤甚，成为柔痉。成无己注："表虚感湿，故曰柔痉。"

【原文】

太阳病，关节疼痛而烦，脉沉而细—作缓者，此名湿痹—云中湿。湿痹[1]之候，其人小便不利，大便反快，但当利其小便。湿家之为病，一身尽疼，发热，身色如似熏黄[2]。湿家[3]，其人但头汗出，背强，欲得被覆向火，若下之早则哕。胸满，小便不利，舌上如胎者，以丹田有热，胸中有寒，渴欲得水，而不能饮，口燥烦也。

【注释】

[1] 湿痹：《金匮要略》云，"雾伤皮腠，湿流关节，疼痛而烦者，湿气内流也"。湿属水，性趋下，其人内有湿邪时，脉沉而细。痹，痛。本病因患者关节烦疼而名为湿痹。

［2］身色如似熏黄：脾恶湿，受湿邪所伤，则脾病而真色见，于是患者身发黄，但其色黄如烟熏，而非正黄色。

［3］湿家：久患湿病而不愈之人。

【原文】

湿家下之，额上汗出，微喘，小便利一云不利者死，若下利不止者亦死。

问曰：风湿相抟，一身尽疼痛，法当汗出而解。值天阴雨不止，医云此可发汗，汗之病不愈者，何也？答曰：发其汗，汗大出者，但风气去，湿气在，是故不愈也。若治风湿者，发其汗，但微微似欲出汗者，风湿俱去也[1]。

【注释】

［1］风湿俱去也：风邪、湿邪均被祛除。汗微微而出，患者气和缓，则内外之邪皆可出。

【原文】

湿家病，身上疼痛，发热，面黄而喘，头痛鼻塞而烦，其脉大，自能饮食，腹中和无病，病在头中寒湿，故鼻塞，内[1]药鼻中则愈。

【注释】

［1］内：同"纳"，把……放入。

【原文】

病者一身尽疼，发热，日晡[1]所剧者，此名风湿。此病伤于汗出当风，或久伤取冷^[2]所致也。

【注释】

[1] 日晡（bū）：申时，即下午三时至五时。

[2] 久伤取冷：长期贪凉被寒湿所伤。

【原文】

太阳中热者，暍是也。其人汗出恶寒，身热而渴也。

太阳中暍者，身热疼重，而脉微弱，此以夏月伤冷水，水行皮中所致也。

太阳中暍者，发热恶寒，身重而疼痛，其脉弦细芤迟，小便已，洒洒然毛耸^[1]，手足逆冷，小有劳，身即热，口开，前板齿燥。若发汗，则恶寒甚^[2]；加温针，则发热甚^[3]；数下之，则淋甚^[4]。

【注释】

[1] 洒洒然毛耸：汗毛耸立，十分寒冷的样子。

[2] 若发汗，则恶寒甚：若发汗以祛表邪，则阳气外虚，表阳虚微不得温煦，故"恶寒甚"。

[3] 加温针，则发热甚：若以温针助阳，则火热内攻，故"发热甚"。

[4] 数下之，则淋甚：若下以除里热，则内虚，膀胱失去濡润而燥，故"淋甚"。

辨太阳病脉证并治上第五

合一十六法，方一十四首。

本篇内容主要包括太阳病提纲证、太阳病分类、传经辨证、病发阴阳、真假寒热、太阳中风证、桂枝汤加减证及其禁忌证，除此之外还提及了误治救逆的方法。

【原文】

太阳中风[1]，阳浮阴弱。热发汗出，恶寒，鼻鸣干呕[2]者，桂枝汤主之。第一。五味。前有太阳病一十一证。

太阳病，头痛发热，汗出恶风者，桂枝汤主之。第二。用前第一方。

太阳病，项背强几几[3]，反汗出恶风者，桂枝加葛根汤主之。第三。七味。

太阳病下之后，其气上冲者，桂枝汤主之。第四。用前第一方。下有太阳坏病一证。

桂枝本为解肌[4]，若脉浮紧，发热汗不出者，不可与之。第五。下有酒客[5]不可与桂枝一证。

喘家[6]，作桂枝汤，加厚朴、杏子。第六。下有服汤吐脓血一证。

【注释】

[1] 中（zhòng）风：证名，指外感风邪所引起的一种表证，与内伤杂病的中风病不同。中风时，恶风重于恶寒。

　　［2］干呕：症名。《黄帝内经》名哕。《医学入门》："干呕……呕则无所出。"指患者作呕吐之态，但有声而无物吐出，或仅有涎沫而无食物吐出。

　　［3］项背强几几：项背僵直、紧固牵拘不舒。几几，成无己注："几几，音殊殊，短羽鸟飞几几也。几几，伸颈之貌也。动则伸颈，摇身而行，项背强者，动则如之。"

　　［4］解肌：解除肌表之邪。是对外感证初起有汗的治法。

　　［5］酒客：平素好饮酒之人。

　　［6］喘家：指素患喘疾之人。

【原文】

　　太阳病，发汗，遂漏[1]不止，恶风，小便难，四肢急[2]，难以屈伸，桂枝加附子汤主之。第七。六味。

　　太阳病，下之后，脉促胸满者，桂枝去芍药汤主之。第八。四味。

　　若微寒者，桂枝去芍药加附子汤主之。第九。五味。

　　太阳病，八九日如疟状，热多寒少，不呕，清便自可[3]，宜桂枝麻黄各半汤。第十。七味。

　　太阳病，服桂枝汤，烦不解，先刺风池[4]、风府[5]，却与桂枝汤。第十一。用前第一方。

【注释】

　　［1］漏：《国语辞典》云，"液体自缝中流出或渗入。"此指汗出淋漓不断。

　　［2］急：拘急不舒展。

　　［3］清便自可：大便正常可下。"清"同"圊"（qīng），厕

所，此作动词。

[4] 风池：归属于足少阳胆经，位于颈后区，枕骨之下，胸锁乳突肌上端与斜方肌上端之间的凹陷中。主治中风、癫痫、头痛等内风所致病证；亦治疗感冒、鼻塞、口眼歪斜等外风所致病证以及颈项强痛。

[5] 风府：归属于督脉，位于颈后区，枕外隆凸直下，两侧斜方肌之间凹陷中。主治中风、癫狂痫等内风为患的神志病证；亦治疗头痛、眩晕、咽喉肿痛等头颈、五官病证。

【原文】

服桂枝汤，大汗出[1]，脉洪大者，与桂枝汤。若形似疟，一日再发者，宜桂枝二麻黄一汤。第十二。七味。

服桂枝汤，大汗出，大烦渴不解，脉洪大者，白虎加人参汤主之。第十三。五味。

太阳病，发热恶寒，热多寒少，脉微弱者，宜桂枝二越婢一汤。第十四。七味。

服桂枝，或下之，头项强痛，发热无汗，心下满痛，小便不利者，桂枝去桂加茯苓白术汤主之。第十五。六味。

伤寒脉浮，自汗出，小便数，心烦，微恶寒，脚[2]挛急，与桂枝，得之便厥[3]，咽干，烦躁，吐逆，作甘草干姜汤与之。厥愈，更作芍药甘草汤与之，其脚伸。若胃气不和，与调胃承气汤。若重发汗，加烧针者，四逆汤主之。第十六。甘草干姜汤、芍药甘草汤并二味。调胃承气汤、四逆汤并三味。

【注释】

[1] 大汗出：患者大量汗出，提示津气两伤。

［2］脚：小腿。

［3］厥：病名，指突然昏倒、手足逆冷等症。

【原文】

太阳之为病，脉浮，头项强痛而恶寒。

太阳病，发热，汗出，恶风，脉缓者，名为中风。

太阳病，或已发热，或未发热[1]，必恶寒，体痛，呕逆，脉阴阳俱紧者，名为伤寒。

【注释】

［1］或已发热，或未发热：受寒邪所伤，寒气客于经中，阳经郁结而成热，从而发热。但寒为阴邪，不能立即使人发热，因而有"或已发热，或未发热"之说。

【原文】

伤寒一日，太阳受之，脉若静者，为不传[1]；颇欲吐，若躁烦，脉数急者，为传也。

伤寒二三日，阳明、少阳证[2]不见者，为不传也。

【注释】

［1］传：即传经。此指邪气由太阳传入阳明。

［2］阳明、少阳证：阳明证为汗出、烦渴引饮等；少阳证为口苦、咽干、目眩、喜呕等。

【原文】

太阳病，发热而渴，不恶寒者，为温病[1]。若发汗已，身灼热者，名风温^[2]。风温为病，脉阴阳俱浮，自汗出，身重，多眠睡，鼻息必鼾，语言难出。若被下者，小便不利，直视失溲^[3]，若被火者，微发黄色，剧则如惊痫^[4]，时瘈疭^[5]，若火熏之。一逆^[6]尚引日，再逆促命期。

【注释】

［1］温病：为太阳病之一，多因感受温热邪气所致。

［2］风温：温病误用辛温发汗之法后变为风温证，与发于春的风温病不同。

［3］直视失溲：双眼直视不转动，二便失禁。为误用下法后耗竭津液、损伤脏气、风温之邪外胜的结果。

［4］惊痫：因受惊吓而抽搐颤动。

［5］瘈（chì）疭（zòng）：惊风、痫病。亦泛指手足痉挛。

［6］逆：指误治。

【原文】

病有发热恶寒者，发于阳也；无热恶寒者，发于阴也。发于阳，七日愈；发于阴，六日愈。以阳数七，阴数六^[1]故也。

【注释】

［1］阳数七，阴数六：阳为热，阴为寒；阳法火，阴法水；火成数七，水成数六。阳病者，七日愈，为火数足；阴病者，六日愈，为水数足。

【原文】

太阳病，头痛至七日以上自愈者，以行其经尽故也。若欲作再经者，针足阳明，使经不传则愈。

太阳病，欲解时，从巳至未上[1]。

风家，表解而不了了者，十二日愈[2]。

病人身太热，反欲得衣者，热在皮肤，寒在骨髓也。身大寒，反不欲近衣者，寒在皮肤，热在骨髓也。

【注释】

[1] 从巳（sì）至未上：巳为正阳，此时阳气得复。始于太阳，终于厥阴，六经各以三时为解：太阳从巳至未，阳明从申至戌，少阳从寅至辰；太阴从亥至丑，少阴从子至寅，厥阴从丑至卯。

[2] 十二日愈：中风家，若患者发汗解后而未全快畅，待十二日邪气皆去，六经俱和，则可愈。

【原文】

太阳中风，阳浮而阴弱。阳浮者，热自发，阴弱者，汗自出。啬啬[1]恶寒，淅淅[2]恶风，翕翕[3]发热，鼻鸣干呕者，桂枝汤主之。方一。

桂枝三两，去皮　芍药三两　甘草二两，炙　生姜三两，切　大枣十二枚，擘[4]

上五味，㕮咀[5]三味，以水七升，微火煮取三升，去滓[6]，适寒温，服一升。服已须臾，啜[7]热稀粥一升余，以助药力。温覆令一时许，遍身漐漐[8]，微似有汗者益佳，不可令如水流漓，病必不除[9]。若一服汗出病差，停后服，不必尽剂。若不汗，更服依前法。又不汗，后服小促其间，半日许，令三服尽。若病重者，一日一夜服，周时[10]观之。服一剂尽，病证犹在者，更作服。若汗不出，乃服至二三剂。禁生冷、粘滑、肉面、五辛、酒酪、臭恶等物。

太阳病，头痛，发热，汗出，恶风，桂枝汤主之。方二。_{用前第一方。}

【注释】

[1]啬啬：此指不足，恶寒之貌。

[2]淅淅：指畏缩怕冷的样子。刘渡舟注："形容恶风寒如凛风冷雨骤然吹淋其身之状。"

[3]翕翕：此指发热轻浅之貌。刘渡舟注："形容热在浅表有如着衣复被之热。"

[4]擘（bāi）：分裂、剖开，同"掰"。

[5]㕮（fǔ）咀（jǔ）：指用口将药物咬碎，以便煎服，后用其他工具切片、捣碎或锉末，但仍用此名。

[6]滓（zǐ）：渣滓、沉淀物。

[7]啜（chuò）：指小口喝。

[8]漐漐（zhé）：指微发汗貌。

[9]不可令如水流漓，病必不除：大汗出伤津液，损阳气，不利于病愈。

[10]周时：一昼夜，满十二个时辰。

【原文】

太阳病，项背强几几，反汗出恶风者，桂枝加葛根汤主之。方三。

葛根_{四两}　麻黄_{三两，去节}　芍药_{二两}　生姜_{三两，切}　甘草_{二两，炙}　大枣_{十二枚，擘}　桂枝_{二两，去皮}

上七味，以水一斗，先煮麻黄、葛根，减二升，去上沫，内诸药，煮取三升，去滓。温服一升，覆取微似汗，不须啜粥，余如桂枝法将息[1]及禁忌。臣亿等谨按，仲景本论，太阳中风自汗用桂枝，伤寒无汗用麻黄，今证云汗出恶风，而方中有麻黄，恐非本意也。第三卷有葛根汤证，云无汗、恶风，正与此方同，是合用麻黄也。此云桂枝加葛根汤，恐是桂枝中但加葛根耳。

【注释】

［1］将息：本义调养休息。此指服药后的调护办法。

【原文】

太阳病，下之后，其气上冲[1]者，可与桂枝汤。方用前法。若不上冲[2]者，不得与之。四。

【注释】

［1］气上冲：为里不受邪，气上逆与邪相争，说明邪仍在表。
［2］不上冲：为里虚不能与邪争，气不上逆，提示邪气已传里。

【原文】

太阳病三日，已发汗，若吐、若下、若温针[1]，仍不解者，此为坏病，桂枝不中与之也。观其脉证，知犯何逆，随证治之。桂枝本为解肌，若其人脉浮紧，发热汗不出者，不可与之也。常须识此，勿令误也。五。

【注释】

［1］温针：火疗法的一种。使用火针、燔针（以发汗）。

【原文】

若酒客病，不可与桂枝汤，得之则呕，以酒客不喜甘^[1]故也。

【注释】

[1] 酒客不喜甘：向来嗜好饮酒之人，多湿热内蕴，得甘温则逆满而呕，故"不喜甘"。

【原文】

喘家作桂枝汤，加厚朴杏子，佳。六。
凡服桂枝汤吐者，其后必吐脓血^[1]也。

【注释】

[1] 其后必吐脓血：因桂枝汤可使有内热之人亡津液、热有所搏，所以其人服后必吐脓血。吐脓血，称之为肺痿。《金匮要略》云："热在上焦为肺痿。"肺痿之热或从汗或从呕吐而出，并伴有津液的大量亡失。

【原文】

太阳病，发汗，遂漏不止，其人恶风，小便难，四肢微急，难以屈伸者，桂枝加附子汤主之。方七。

桂枝_{三两，去皮}　芍药_{三两}　甘草_{三两，炙}　生姜_{三两，切}　大枣_{十二枚，擘}　附子_{一枚，炮，去皮，破八片}

上六味，以水七升，煮取三升，去滓，温服一升。本云桂枝汤，今加附子。将息如前法。

太阳病，下之后，脉促[1]胸满者，桂枝去芍药汤主之。方八。促，一作纵。

桂枝三两，去皮　甘草二两，炙　生姜三两，切　大枣十二枚，擘

上四味，以水七升，煮取三升，去滓，温服一升。本云桂枝汤，今去芍药。将息如前法。

【注释】

[1]脉促：促脉为阳盛之象。若下后脉促，则不表示阳盛。

【原文】

若微寒者，桂枝去芍药加附子汤主之。方九。

桂枝三两，去皮　甘草二两，炙　生姜三两，切　大枣十二枚，擘　附子[1]一枚，炮，去皮，破八片

上五味，以水七升，煮取三升，去滓，温服一升。本云桂枝汤，今去芍药，加附子。将息如前法。

【注释】

[1]附子：附子是中药中"回阳救逆第一品"，功能主治为回阳救逆、补火助阳和散寒止痛。

【原文】

太阳病，得之八九日，如疟状，发热恶寒，热多寒少，其人不呕，清便欲自可，一日二三度发。脉微缓[1]者，为欲愈也；脉微而恶寒者，此阴阳俱虚[2]，不可更发汗、更下、更吐也；面色反有热色[3]者，未欲解也，以其不能得小汗出，身必痒，宜桂枝麻黄各半汤。方十。

桂枝一两十六铢^[4]，去皮　芍药　生姜切　甘草炙　麻黄各一两，去
节　大枣四枚，擘　杏仁二十四枚，汤浸，去皮尖及两仁者

上七味，以水五升，先煮麻黄一二沸，去上沫，内诸药，煮
取一升八合，去滓，温服六合。本云，桂枝汤三合^[5]，麻黄汤三
合，并为六合，顿服^[6]。将息如上法。臣亿等谨按：桂枝汤方，桂枝、芍药、
生姜各三两，甘草二两，大枣十二枚。麻黄汤方，麻黄三两，桂枝二两，甘草一两，杏仁七十个。
今以算法约之，二汤各取三分之一，即得桂枝一两十六铢，芍药、生姜、甘草各一两，大枣四枚，
杏仁二十三个零三分枚之一，收之得二十四个，合方。详此方乃三分之一，非各半也。宜云合
半汤。

【注释】

[1] 脉微缓：此脉提示邪气减弱。《素问·离合真邪论》云：
"大则邪至，小则平。"意思是邪气甚则脉大，邪气少则脉微，出
现"脉微缓"象征邪气微缓，所以说"欲愈"。

[2] 阴阳俱虚：表里俱虚。本条脉微是里虚的表现，恶寒是
表虚的表现。

[3] 热色：可认为是赤色。

[4] 铢：量词。古代重量单位，二十四铢等于旧制一两（亦
有其他说法，标准不一）。

[5] 合（gě）：量词。计算容量的单位，为一升的十分之一。

[6] 顿服：药物一顿尽服，且仅服一次。

【原文】

太阳病，初服桂枝汤，反烦不解者，先刺风池、风府，却与
桂枝汤则愈。十一。用前第一方。

服桂枝汤，大汗出，脉洪大者，与桂枝汤，如前法。若形似

疟，一日再发者，汗出必解，宜桂枝二麻黄一汤。方十二。

桂枝一两十七铢，去皮　芍药一两六铢　麻黄十六铢，去节　生姜一两六铢，切　杏仁十六个，去皮尖　甘草一两二铢，炙　大枣五枚，擘

上七味，以水五升，先煮麻黄一二沸，去上沫，内诸药，煮取二升，去滓，温服一升，日再服。本云，桂枝汤二分，麻黄汤一分，合为二升，分再服。今合为一方，将息如前法。臣亿等谨按：桂枝汤方，桂枝、芍药、生姜各三两，甘草二两，大枣十二枚。麻黄汤方，麻黄三两，桂枝二两，甘草一两，杏仁七十个。今以算法约之，桂枝汤取十二分之五，即得桂枝、芍药、生姜各一两六铢，甘草二十铢，大枣五枚。麻黄汤取九分之二，即得麻黄十六铢，桂枝十铢三分铢之二，收之得十一铢，甘草五铢三分铢之一，收之得六铢，杏仁十五个九分枚之四，收之得十六个。二汤所取相合，即共得桂枝一两十七铢，麻黄十六铢，生姜、芍药各一两六铢，甘草一两二铢，大枣五枚，杏仁十六个，合方。

服桂枝汤，大汗出后，大烦渴不解，脉洪大者，白虎加人参汤主之。方十三。

知母六两　石膏一斤，碎，绵裹[1]　甘草炙，二两　粳米六合　人参三两

上五味，以水一斗，煮米熟汤成，去滓，温服一升，日三服。

太阳病，发热恶寒，热多寒少。脉微弱者，此无阳也，不可发汗，宜桂枝二越婢一汤。方十四。

桂枝去皮　芍药　麻黄　甘草各十八铢，炙　大枣四枚，擘　生姜一两二铢，切　石膏二十四铢，碎，绵裹

上七味，以水五升，煮麻黄一二沸，去上沫，内诸药，煮取二升，去滓，温服一升。本云，当裁为越婢汤桂枝汤，合之饮一升。今合为一方，桂枝汤二分，越婢汤[2]一分。臣亿等谨按：桂枝汤方，桂枝、芍药、生姜各三两，甘草二两，大枣十二枚。越婢汤方，麻黄二两，生姜三两，甘草二两，石膏半斤，大枣十五枚。今以算法约之，桂枝汤取四分之一，即得桂枝、芍药、生姜各

十八铢，甘草十二铢，大枣三枚。越婢汤取八分之一，即得麻黄十八铢，生姜九铢，甘草六铢，石膏二十四铢，大枣一枚八分之七，弃之。二汤所取相合，即共得桂枝、芍药、甘草、麻黄各十八铢，生姜一两三铢，石膏二十四铢，大枣四枚，合方。旧云：桂枝三，今取四分之一，即当云桂枝二也。越婢汤方，见仲景杂方中。《外台秘要》一云起脾汤。

【注释】

［1］绵裹：用绵纱包裹。

［2］越婢汤：金·成无己注："胃为十二经之主，脾治水谷为脾脏若婢。"《素问·厥论》："脾主为胃行其津液者也。"此汤名越婢，是因其有发越脾气、通行津液之功。《外台秘要》名之起脾汤，亦为此义。

【原文】

服桂枝汤，或下之，仍头项强痛，翕翕发热，无汗，心下满，微痛，小便不利者，桂枝去桂加茯苓白术汤主之。方十五。

芍药三两　甘草二两，炙　生姜切　白术　茯苓各三两　大枣十二枚，擘

上六味，以水八升，煮取三升，去滓，温服一升，小便利则愈。本云桂枝汤，今去桂枝，加茯苓，白术。

伤寒脉浮，自汗出，小便数，心烦，微恶寒，脚挛急，反与桂枝，欲攻其表，此误也，得之便厥。咽中干，烦躁，吐逆者，作甘草干姜汤与之，以复其阳。若厥愈足温者，更作芍药甘草汤与之，其脚即伸。若胃气不和谵语[1]者，少与调胃承气汤。若重发汗，复加烧针者，四逆汤主之。方十六。

【注释】

[1] 谵（zhān）语：病中神志不清、胡言乱语。

【原文】

甘草干姜汤方

甘草四两，炙　干姜二两

上二味，以水三升，煮取一升五合，去滓，分温再服。

芍药甘草汤方

白芍药　甘草各四两，炙

上二味，以水三升，煮取一升五合，去滓，分温再服。

调胃承气汤方

大黄四两，去皮，清酒洗　甘草二两，炙　芒硝[1]半升

上三味，以水三升，煮取一升，去滓，内芒硝，更上火微煮令沸，少少温服之。

四逆汤方

甘草二两，炙　干姜一两半　附子一枚，生用，去皮，破八片

上三味，以水三升，煮取一升二合，去滓，分温再服。强人[2]可大附子一枚，干姜三两。

【注释】

[1] 芒硝：为硫酸盐类矿物芒硝族芒硝经加工精制而成的结晶体，属泻下药，具有泻下通便、润燥软坚、清火消肿的功效。

[2] 强人：身体素质较好的人。

【原文】

问曰：证象阳旦[1]，按法治之而增剧，厥逆，咽中干，两胫[2]拘急而谵语。师曰：言夜半手足当温，两脚当伸，后如师言，何以知此？答曰：寸口脉浮而大，浮为风，大为虚，风则生微热，虚则两胫挛，病形象桂枝，因加附子参其间，增桂令汗出，附子温经，亡阳故也。厥逆，咽中干，烦躁，阳明内结，谵语烦乱，更饮甘草干姜汤，夜半阳气还，两足当热，胫尚微拘急，重与芍药甘草汤，尔乃胫伸，以承气汤微溏[3]，则止其谵语，故知病可愈。

【注释】

[1] 阳旦：指阳旦汤。宋代林亿等注："即桂枝汤。"

[2] 胫（jìng）：指小腿。

[3] 承气汤微溏：调胃承气汤可令患者微溏泄从而和其胃，以致阴阳之气均和，内外之邪皆去。

伤寒论卷第三

辨太阳病脉证并治中第六

合六十六法，方三十九首。

并见太阳阳明合病法。

本篇内容主要包括太阳伤寒表实证（即麻黄汤证）及其加减和禁忌证；太阳阳明合病证，即葛根汤证；桂枝汤治疗以荣卫不和自汗出为病机的杂病；下焦蓄水的五苓散证；火郁上焦的栀子豉汤证；少阳气郁兼三焦之气不畅的小柴胡汤证；热血互结的桃核承气汤证、抵当汤证、抵当丸证。除此之外，还描述了太阳病误治的变证，五脏病如心阳虚而悸的桂枝甘草汤证、脾虚水气上冲的苓桂术甘汤证、邪热壅肺而喘的麻杏甘石汤证、肾阳虚水溢周身的真武汤等。

【原文】

太阳病，项背强几几，无汗恶风，葛根汤主之。第一。七味。

太阳阳明合病[1]，必自利，葛根汤主之。第二。用前第一方。一云用后第四方。

太阳阳明合病，不下利，但呕者，葛根加半夏汤主之。第三。八味。

太阳病，桂枝证，医反下之，利不止，葛根黄芩黄连汤主之。第四。四味。

【注释】

[1] 合病：两经或两经以上病证同时发生，无先后次第之分，称为合病。刘渡舟注："合病的发生，多由于邪气过盛，以致同时侵犯数经，其病势也较一经发病为重。"

【原文】

太阳病，头痛发热，身疼，恶风，无汗而喘者，麻黄汤主之。第五。四味。

太阳阳明合病，喘而胸满[1]，不可下，宜麻黄汤主之。第六。用前第五方。

太阳病，十日以去，脉浮细而嗜卧[2]者，外已解。设胸满痛，与小柴胡汤。脉但浮者，与麻黄汤。第七。用前第五方。小柴胡汤，七味。

太阳中风，脉浮紧，发热恶寒，身疼痛，不汗出而烦躁者，大青龙汤主之。第八。七味。

伤寒，脉浮缓，身不疼，但重，乍有轻时，无少阴证，大青龙汤发之。第九。用前第八方。

伤寒表不解，心下[3]有水气，干呕，发热而咳，小青龙汤主之。第十。八味，加减法附。

伤寒心下有水气，咳而微喘，小青龙汤主之。第十一。用前第十方。

【注释】

[1] 胸满：证名，出自《素问·腹中论》，胸部胀满不适，

可因风寒、热壅、停饮、气滞、血瘀等所致。

[2] 嗜卧：嗜，喜爱。形容病情初愈，精神疲乏，而喜静卧。

[3] 心下：即胃脘部。

【原文】

太阳病，外证[1]未解，脉浮弱者，当以汗解，宜桂枝汤。第十二。五味。

太阳病，下之微喘者，表未解，桂枝加厚朴杏子汤主之。第十三。七味。

太阳病，外证未解，不可下也，下之为逆，解外宜桂枝汤。第十四。用前第十二方。

太阳病，先发汗不解，复下之，脉浮者，当解外，宜桂枝汤。第十五。用前第十二方。

太阳病，脉浮紧，无汗，发热，身疼痛，八九日不解，表证在，发汗已，发烦，必衄，麻黄汤主之。第十六。用前第五方。下有太阳病，并二阳并病四证。

脉浮者，病在表，可发汗，宜麻黄汤。第十七。用前第五方。一法用桂枝汤。

脉浮数者，可发汗，宜麻黄汤。第十八。用前第五方。

【注释】

[1] 外证：表现在外的证候。亦指里证表现于外的证候，与邪在肌表所见的表证相区别。

【原文】

病常自汗出，荣卫不和也，发汗则愈，宜桂枝汤。第十九。用前第十二方。

病人脏无他病[1]，时自汗出，卫气不和也，宜桂枝汤。第二十。用前第十二方。

伤寒脉浮紧，不发汗，因衄，麻黄汤主之。第二十一。用前第五方。

伤寒不大便六七日，头痛有热，与承气汤。小便清[2]者，知不在里，当发汗，宜桂枝汤。第二十二。用前第十二方。

伤寒发汗解半日许，复热烦，脉浮数者，可更发汗，宜桂枝汤。第二十三。用前第十二方。下别有三病证。

【注释】

[1] 脏无他病：指无里证，病不在里。

[2] 小便清：提示无里证，病仍在表，若为小便赤、蒸蒸发热或潮热，则用承气汤。清，本义水清，此指小便色淡而不赤。

【原文】

下之后，复发汗，昼日[1]烦躁不得眠，夜而安静，不呕不渴，无表证，脉沉微者，干姜附子汤主之。第二十四。二味。

发汗后，身疼痛，脉沉迟[2]者，桂枝加芍药生姜各一两人参三两新加汤主之。第二十五。六味。

发汗后，不可行桂枝汤。汗出而喘，无大热者，可与麻黄杏子甘草石膏汤。第二十六。四味。

【注释】

［1］昼日：白天。
［2］脉沉迟：沉迟之脉提示荣血不足。

【原文】

发汗过多，其人又手自冒心[1]，心悸[2]欲得按者，桂枝甘草汤主之。第二十七。二味。

发汗后，脐下悸，欲作奔豚[3]，茯苓桂枝甘草大枣汤主之。第二十八。四味。下有作甘澜水[4]法。

发汗后，腹胀满者，厚朴生姜半夏甘草人参汤主之。第二十九。五味。

伤寒吐下后，心下逆满，气上冲胸，头眩，脉沉紧者，茯苓桂枝白术甘草汤主之。第三十。四味。

发汗病不解，反恶寒者，虚故也，芍药甘草附子汤主之。第三十一。三味。

发汗若下之，不解，烦躁者，茯苓四逆汤主之。第三十二。五味。

发汗后恶寒，虚故也。不恶寒，但热者，实也，与调胃承气汤。第三十三。三味。

【注释】

［1］冒心：按捺心胸。冒，本义覆盖，此指按捺。
［2］心悸：心悸是病证名。是因外感或内伤致气血阴阳亏虚，心失所养，或因痰饮瘀血阻滞，心脉不畅，引起以心中急剧跳动，惊慌不安，甚则不能自主为主要临床表现的一种心脏常见

病证。

[3] 奔豚：病名，指病发如豚之奔，其证从少腹上冲咽喉，发作欲死，复还止。豚，小猪，亦泛指猪。刘渡舟注："'奔豚'是一个证候名。《金匮要略·奔豚气病脉证治》指出：'奔豚病从少腹起，上冲咽喉，发作欲死，复还止。'基本描述了此证的主要临床表现。病人自觉有气由下向上游走，如豚之奔，其气所过之处，便出现许多症状。如气至胃脘则感胀满；至胸部则感胸闷心悸；至咽喉，则感憋闷窒息欲死，甚至冷汗淋漓。有的还可上冲至头部而眩晕欲仆地。气下则诸证尽消失。时发时止，呈阵发性发作，间歇期多无所苦。"

[4] 甘澜水：最早见于《灵枢·邪客》半夏秫米汤，"以流水千里以外者八升，扬之万遍，取其清五升煮之"，后世又称"千里水"或"长流水"。柯韵伯："甘澜水状似奔豚，而性则柔弱，故又名劳水。"李中梓曰："用甘澜水者，取其动而不已，理停滞之水也。"

【原文】

太阳病，发汗后，大汗出，胃中干，躁不能眠，欲饮水，小便不利者，五苓散主之。第三十四。五味，即猪苓散是。

发汗已，脉浮数，烦渴者，五苓散主之。第三十五。用前第三十四方。

伤寒汗出而渴者，五苓散；不渴者，茯苓甘草汤主之。第三十六。四味。

中风发热，六七日不解而烦，有表里证，渴欲饮水，水入则吐，名曰水逆[1]，五苓散主之。第三十七。用前第三十四方。下别有三病证。

【注释】

[1]水逆：病名，表现为口渴能饮，水入则吐，吐后仍渴，再饮再吐。

【原文】

发汗吐下后，虚烦[1]不得眠，心中懊憹[2]，栀子豉汤主之；若少气者，栀子甘草豉汤主之；若呕者，栀子生姜豉汤主之。第三十八。栀子豉汤二味。栀子甘草豉汤、栀子生姜豉汤，并三味。

发汗，若下之，烦热，胸中窒[3]者，栀子豉汤主之。第三十九。用上初方。

伤寒五六日，大下之，身热不去，心中结痛[4]者，栀子豉汤主之。第四十。用上初方。

伤寒下后，心烦腹满，卧起不安者，栀子厚朴汤主之。第四十一。三味。

伤寒，医以丸药[5]下之，身热不去，微烦者，栀子干姜汤主之。第四十二。二味。下有不可与栀子汤一证。

【注释】

[1]虚烦：热性病后期或外感病经过汗、吐、下后，余热未清，胸中烦热，睡眠不宁等现象是虚火内扰，称为"虚烦"。

[2]懊憹（náo）：指懊恼、烦闷。憹，烦乱、悔恨。

[3]窒：阻塞不通。此指胸中堵塞、憋闷。

[4]心中结痛：为症状名。指患者自觉心前区，或略靠剑突下的位置有阻滞疼痛的症状，可伴有憋气、气短或自汗出，运动或情绪激动时尤甚等表现，多见于胸痹病，为气滞或痰、瘀痹阻

心脉所致。

[5]丸药：汉代流行的一种泻下成药，常见制剂可分为以巴豆为主的热性剂和以甘遂为主的寒性剂两种。

【原文】

太阳病，发汗不解，仍发热，心下悸，头眩，身瞤，真武汤[1]主之。第四十三。五味。下有不可汗五证。

汗家[2]重发汗，必恍惚[3]心乱，禹余粮丸[4]主之。第四十四。方本阙。下有吐蚘[5]、先汗下二证。

伤寒，医下之，清谷[6]不止，身疼痛，急当救里；后身疼痛，清便自调[7]，急当救表。救里宜四逆汤，救表宜桂枝汤。第四十五。桂枝汤用前第十二方。四逆汤，三味。

太阳病未解，脉阴阳俱停[8]。阴脉微者，下之解，宜调胃承气汤。第四十六。用前第三十三方。一云用大柴胡汤。前有太阳病一证。

【注释】

[1]真武汤：刘渡舟注，"真武汤，亦名玄武汤。玄武为坐镇北方的水神，因能制水而镇摄水邪，故以之命名。本方是温阳利水的代表方，具有扶阳祛寒镇水之功，用于阳虚水泛证最为适宜。"

[2]汗家：指经常汗出不断的人。汗家多津气阴阳不足。

[3]恍惚：证名，指神思不定，慌乱无主。由于七情内伤、外邪内干、发汗过多而损伤心气，以致精神不定。刘渡舟注："为不明之貌，亦即指神识若明若暗，不甚清楚。"

[4]禹余粮丸：原方失传，刘渡舟寻其组方为：禹余粮、龙骨、牡蛎、铅丹、茯苓、人参，共为末，粳米为丸，朱砂为衣，

如绿豆大，每服 3 ～ 6 克。

　　[5] 蛔：即蛔虫。寄生在人或其他动物肠子里的一种蠕形动物，像蚯蚓而没有环节，能损害人畜的健康。

　　[6] 清谷：指排泄的未消化的谷食。此作动词，指排泄未消化的食物。

　　[7] 清便自调：大便正常。

　　[8] 脉阴阳俱停：成无己认为这是脉无偏胜，阴阳气和之表现；刘渡舟认为此时脉当沉微，因阳气欲拒邪而外出，为积蓄力量而先屈后伸，所以阳气向内，脉三部俱沉微。见此脉，体质好的患者可自汗而愈，若素体弱者，需依靠药物以助正祛邪而汗出病解。

【原文】

　　太阳病，发热汗出，荣弱卫强[1]，故使汗出。欲救邪风，宜桂枝汤。第四十七。用前第十二方。

　　伤寒五六日，中风，往来寒热[2]，胸胁满，不欲食，心烦喜呕者，小柴胡汤主之。第四十八。再见柴胡汤，加减法附。

　　血弱气尽，腠理开，邪气因入，与正气分争，往来寒热，休作有时，小柴胡汤主之。第四十九。用前方。渴者属阳明证，附下有柴胡不中与一证。

　　伤寒四五日，身热恶风，项强，胁下满，手足温而渴者，小柴胡汤主之。第五十。用前方。

　　伤寒阳脉[3]涩，阴脉[4]弦，法当腹中急痛，先与小建中汤。不差者，小柴胡汤主之。第五十一。用前方。小建中汤六味。下有呕家不可用建中汤，并服小柴胡一证。

【注释】

[1]荣弱卫强：是太阳中风证发热汗出的病机。卫分的邪气强，正邪交争，可见发热；营阴失去了卫阳的固护，又受风邪开泄之性的影响，可见汗出。

[2]往来寒热：少阳之发热为寒热交替出现，热时不寒，寒时不热，因而称为"往来寒热"。

[3]阳脉：这里指浮取。

[4]阴脉：这里指沉取。

【原文】

伤寒二三日，心中悸而烦者，小建中汤主之。第五十二。用前第五十一方。

太阳病，过经[1]十余日，反二三下之[2]，后四五日，柴胡证仍在，微烦者，大柴胡汤主之。第五十三。加大黄，八味。

伤寒十三日不解，胸胁满而呕，日晡发潮热[3]，柴胡加芒硝汤主之。第五十四。八味。

伤寒十三日，过经谵语者，调胃承气汤主之。第五十五。用前第三十二方。

【注释】

[1]过经：本条文所述证候初起在表，因迁延不愈致邪气传入少阳，即"过经"。

[2]二三下之：指医者多次使用下法。二三，约数，指次数多。

[3]潮热：发热起伏如潮水涨退有时的病证。多见于傍晚，

又称日晡潮热。有虚实之分，实者为阳盛所致；虚者为阴虚所致。如肺结核等慢性病患者多有此病状。

【原文】

太阳病不解，热结膀胱，其人如狂[1]，宜桃核承气汤。第五十六。五味。

伤寒八九日，下之，胸满烦惊，小便不利，谵语，身重者，柴胡加龙骨牡蛎汤主之。第五十七。十二味。

伤寒腹满谵语，寸口脉浮而紧，此肝乘脾也，名曰纵[2]，刺期门。第五十八。

伤寒发热，啬啬恶寒，大渴欲饮水，其腹必满，自汗出，小便利，此肝乘肺也，名曰横[3]，刺期门。第五十九。下有太阳病二证。

【注释】

[1]如狂：精神症状，指患者的视听言动时而正常时而错乱，但是与打人毁物、骂詈（lì）不避亲疏的"发狂"不同。

[2]纵：脾胃之证却见到肝胆之脉，这是肝胆之邪乘脾胃所致，即木克土，称之为"纵"。纵，亦指肝胆之气放纵无羁，顺势而往。

[3]横：金本克木，现今反受木侮，此为犯上而侮其不胜，称之为"横"。横，亦指肝气横逆亢盛。

【原文】

伤寒脉浮，医火劫[1]之，亡阳[2]，必惊狂，卧起不安者，桂枝去芍药加蜀漆[3]牡蛎龙骨救逆汤主之。第六十。七味。下有不可火五证。

烧针被寒，针处核起，必发奔豚气，桂枝加桂汤主之。第六十一。五味。

火逆下之，因烧针烦躁者，桂枝甘草龙骨牡蛎汤主之。第六十二。四味。下有太阳四证。

太阳病，过经十余日，温温欲吐[4]，胸中痛，大便微溏，与调胃承气汤。第六十三。用前第三十三方。

太阳病，六七日，表证在，脉微沉，不结胸，其人发狂[5]，以热在下焦，少腹满，小便自利者，下血乃愈，抵当汤[6]主之。第六十四。四味。

太阳病，身黄，脉沉结，少腹鞕，小便自利，其人如狂者，血证谛[7]也，抵当汤主之。第六十五。用前方。

伤寒有热，少腹满，应小便不利，今反利者，有血也，当下之，宜抵当丸。第六十六。四味。下有太阳病一证。

【注释】

[1]火劫：指热性病误用烧针、熏、熨、灸等方法导致疾病恶化。

[2]亡阳：证名，指伤寒误用火法所致的惊狂症状。

[3]蜀漆：常山苗，性寒味辛苦，有截疟、催吐祛痰之功。一说蜀漆在此方中起散火邪作用，一说祛痰水。刘渡舟认为后者为妥。

[4]温（yùn）温欲吐：因心中烦闷不舒畅而想要呕吐。刘渡舟认为"温温"当作"愠愠"，即心中烦闷不畅。

[5]发狂：其人狂走妄言。或骂詈不避亲疏，或妄见妄闻，甚则弃衣而走，登高而歌，或数日不食，逾垣上屋。

[6]抵当汤：一说为至掌汤，取自方中水蛭的古名"至掌"。

[7] 谛：指审查无疑，确实如此。

【原文】

太阳病，项背强几几，无汗恶风，葛根汤主之。方一。

葛根四两　麻黄三两，去节　桂枝二两，去皮　生姜三两，切　甘草二两，炙　芍药二两　大枣十二枚，擘

上七味，以水一斗，先煮麻黄、葛根，减二升，去白沫，内诸药，煮取三升，去滓，温服一升，覆取微似汗，余如桂枝法将息及禁忌。诸汤皆仿此。

太阳与阳明合病者，必自下利[1]，葛根汤主之。方二。用前第一方。一云，用后第四方。

【注释】

[1] 必自下利：患者自发出现下利症状。此时寒邪极盛，邪客于太阳、阳明，二阳则外实而不能主里，从而里气虚，因而"必下利"。

【原文】

太阳与阳明合病，不下利但呕者，葛根加半夏汤主之。方三。

葛根四两　麻黄三两，去节　甘草二两，炙　芍药二两　桂枝二两，去皮　生姜二两，切　半夏半升，洗　大枣十二枚，擘

上八味，以水一斗，先煮葛根、麻黄，减二升，去白沫，内诸药，煮取三升，去滓，温服一升。覆取微似汗。

太阳病，桂枝证，医反下之，利遂不止，脉促者，表未解也，喘而汗出[1]者，葛根黄芩黄连汤主之。方四。促，一作纵。

葛根半斤　甘草二两，炙　黄芩三两　黄连三两

上四味，以水八升，先煮葛根，减二升，内诸药，煮取二升，去滓，分温再服。

【注释】

[1] 喘而汗出：当视为因喘而汗出，此是里热气逆所致。若汗出而喘，当视为自汗出而喘，此是邪气外甚所致。

【原文】

太阳病，头痛发热，身疼腰痛，骨节疼痛，恶风，无汗而喘者，麻黄汤主之。方五。

麻黄三两，去节　桂枝二两，去皮　甘草一两，炙　杏仁七十个，去皮尖

上四味，以水九升，先煮麻黄，减二升，去上沫，内诸药，煮取二升半，去滓，温服八合。覆取微似汗，不须啜粥，余如桂枝法将息。

太阳与阳明合病，喘而胸满者，不可下，宜麻黄汤。六。用前第五方。

太阳病，十日以去，脉浮细而嗜卧者，外已解也。设胸满胁痛者，与小柴胡汤。脉但浮者，与麻黄汤。七。用前第五方。

小柴胡汤方

柴胡半斤　黄芩　人参　甘草炙　生姜各三两，切　大枣十二枚，擘　半夏半升，洗

上七味，以水一斗二升，煮取六升，去滓，再煎取三升，温服一升，日三服。

太阳中风，脉浮紧，发热恶寒，身疼痛，不汗出而烦躁者，大青龙汤主之。若脉微弱，汗出恶风者，不可服之。服之则厥

逆，筋惕肉瞤[1]，此为逆也。大青龙汤方。八。

麻黄六两，去节　桂枝二两，去皮　甘草二两，炙　杏仁四十枚，去皮尖　生姜三两，切　大枣十枚，擘　石膏如鸡子大，碎

上七味，以水九升，先煮麻黄，减二升，去上沫，内诸药，煮取三升，去滓，温服一升，取微似汗。汗出多者，温粉[2]粉之。一服汗者，停后服。若复服，汗多亡阳遂一作逆。虚，恶风烦躁，不得眠也。

【注释】

［1］筋惕肉瞤（shùn）：指筋肉跳动。惕，当为"惖"，原义放荡，此指振动。瞤，《说文解字》曰："目动也。"

［2］温粉：炒至温热的米粉。

【原文】

伤寒脉浮缓，身不疼，但重，乍有轻时，无少阴证者，大青龙汤发之。九。用前第八方。

伤寒表不解，心下有水气，干呕发热而咳，或渴，或利，或噎[1]，或小便不利，少腹满，或喘者，小青龙汤主之。方十。

麻黄去节　芍药　细辛　干姜　甘草炙　桂枝各三两，去皮　五味子半升　半夏半升，洗

上八味，以水一斗，先煮麻黄，减二升，去上沫，内诸药，煮取三升，去滓，温服一升。若渴，去半夏，加栝楼根三两；若微利，去麻黄，加荛花，如一鸡子，熬令赤色；若噎者，去麻黄，加附子一枚，炮；若小便不利，少腹满者，去麻黄，加茯苓四两；若喘，去麻黄，加杏仁半升，去皮尖。且荛花[2]不治利，麻黄主喘，今此语反之，疑非仲景意。臣亿等谨按：小青龙汤，大要治水。又

按《本草》，芫花下十二水，若水去，利则止也。又按《千金》，形肿者应内麻黄，乃内杏仁者，以麻黄发其阳故也。以此证之，岂非仲景意也。

伤寒心下有水气，咳而微喘，发热不渴。服汤已渴者，此寒去欲解也。小青龙汤主之。十一。用前第十方。

【注释】

[1]噎：指咽喉部有气逆梗阻感。

[2]芫（ráo）花：味辛苦，性寒，有毒。长于下水饮，破积聚。主治留饮，咳逆上气，水肿，症瘕（jiǎ）疝（xián）癖（pǐ）。李时珍曰："芫者，饶也。其花繁饶也。"

【原文】

太阳病，外证未解，脉浮弱[1]者，当以汗解，宜桂枝汤。方十二。

桂枝去皮　芍药　生姜各三两，切　甘草二两，炙　大枣十二枚，擘

上五味，以水七升，煮取三升，去滓，温服一升。须臾啜热稀粥一升，助药力，取微汗。

【注释】

[1]脉浮弱：出现此脉是荣弱卫强之象。

【原文】

太阳病，下之微喘者，表未解故也，桂枝加厚朴杏子汤主之。方十三。

桂枝三两，去皮　甘草二两，炙　生姜三两，切　芍药三两　大枣十二枚，擘　厚朴二两，炙，去皮　杏仁五十枚，去皮尖

上七味，以水七升，微火煮取三升，去滓，温服一升，覆取微似汗。

太阳病，外证未解，不可下[1]也，下之为逆，欲解外者，宜桂枝汤。十四。用前第十二方。

【注释】

[1]不可下：不可使用下法。表证未解，又见里证，不可使用下法，当先发汗解表。一般情况下，邪气客于表，当汗解；邪气结于里，当攻下。然而表里同病时，当先解表后攻里。

【原文】

太阳病，先发汗不解，而复下之，脉浮者不愈。浮为在外，而反下之，故令不愈。今脉浮，故在外，当须解外则愈，宜桂枝汤。十五。用前第十二方。

太阳病，脉浮紧，无汗，发热，身疼痛，八九日不解，表证仍在，此当发其汗。服药已微除，其人发烦目瞑[1]，剧者必衄，衄乃解。所以然者，阳气重故也。麻黄汤主之。十六。用前第五方。

太阳病，脉浮紧，发热，身无汗，自衄者，愈。

【注释】

[1]目瞑（míng）：视物昏花。

【原文】

二阳并病[1]，太阳初得病时，发其汗，汗先出不彻，因转属阳明，续自微汗出，不恶寒。若太阳病证不罢者，不可下，下之为逆，如此可小发汗。设面色缘缘[2]正赤者，阳气怫郁在表，

当解之熏[3]之。若发汗不彻，不足言[4]，阳气怫郁不得越，当
汗不汗，其人躁烦，不知痛处，乍在腹中，乍在四肢，按之不可
得，其人短气，但坐[5]以汗出不彻故也，更发汗则愈。何以知
汗出不彻？以脉涩故知也。

【注释】

［1］并病：一经证候未罢，另外一经证候又起，二经证候有
前后次第之分，称为并病。

［2］缘缘：接连不断。此指患者面部持续发红。

［3］熏：使用灸法（以发汗解表）。

［4］不足言：指汗出的程度轻，微不足道。

［5］坐：因为。

【原文】

脉浮数者，法当汗出而愈。若下之，身重心悸者，不可发
汗，当自汗出乃解。所以然者，尺中脉微，此里虚，须表里实，
津液自和，便自汗出愈。

脉浮紧者，法当身疼痛，宜以汗解之。假令尺中迟者，不可
发汗。何以知然？以荣气不足，血少故也。

脉浮者，病在表，可发汗，宜麻黄汤。十七。用前第五方，法用桂
枝汤。

脉浮而数者，可发汗，宜麻黄汤。十八。用前第五方。

病常自汗出者，此为荣气和，荣气和者，外不谐，以卫气不
共荣气谐和[1]故尔。以荣行脉中，卫行脉外。复发其汗，荣卫
和则愈。宜桂枝汤。十九。用前第十二方。

病人脏无他病，时发热，自汗出而不愈者，此卫气不和也。

先其时发汗则愈，宜桂枝汤。二十。用前第十二方。

【注释】

[1] 卫气不共荣气谐和：此时卫气病而荣气无碍，卫不能与荣和谐，亦不能卫外，而致自汗出。

【原文】

伤寒脉浮紧，不发汗，因致衄者，麻黄汤主之。二十一。用前第五方。

伤寒不大便六七日，头痛有热者，与承气汤。其小便清者一云大便青，知不在里，仍在表也，当须发汗。若头痛者，必衄。宜桂枝汤。二十二。用前第十二方。

伤寒发汗已解，半日许复烦，脉浮数者，可更发汗，宜桂枝汤。二十三。用前第十二方。

凡病，若发汗、若吐、若下[1]，若亡血、亡津液，阴阳自和者，必自愈。

【注释】

[1] 若发汗、若吐、若下：适当使用汗法、吐法或下法进行治疗。

【原文】

大下之后，复发汗，小便不利者，亡津液故也。勿治之，得小便利，必自愈[1]。

下之后，复发汗，必振寒，脉微细。所以然者，以内外俱虚故也。

【注释】

[1] 得小便利，必自愈：提示患者津液恢复，病将痊愈。

【原文】

下之后，复发汗，昼日烦躁不得眠，夜而安静，不呕，不渴，无表证，脉沉微，身无大热[1]者，干姜附子汤主之。方二十四。

干姜一两　附子一枚，生用，去皮，切八片

上二味，以水三升，煮取一升，去滓，顿服。

【注释】

[1] 身无大热：身热不甚，提示无表热。

【原文】

发汗后，身疼痛，脉沉迟者，桂枝加芍药生姜各一两人参三两新加汤主之。方二十五。

桂枝三两，去皮　芍药四两　甘草二两，炙　人参三两　大枣十二枚，擘
生姜四两

上六味，以水一斗二升，煮取三升，去滓，温服一升。本云桂枝汤，今加芍药、生姜、人参。

发汗后，不可更行桂枝汤。汗出而喘，无大热者，可与麻黄杏仁甘草石膏汤。方二十六。

麻黄四两，去节　杏仁五十个，去皮尖　甘草二两，炙　石膏半斤，碎，绵裹

上四味，以水七升，煮[1]麻黄，减二升，去上沫，内诸药，煮取二升，去滓，温服一升。本云，黄耳杯[2]。

【注释】

[1] 煮:《金匮玉函经》卷七、《千金翼方》卷十、《注解伤寒论》卷三均有"先"。

[2] 耳杯:古代饮器。椭圆形，木胎涂漆，两侧各有一耳，或装鎏（liú）金铜饰，亦有全部铜制者。陶制的多为明器。耳杯盛行于战国、汉至晋时。实际容量一升。

【原文】

发汗过多，其人叉手自冒心，心下悸，欲得按者，桂枝甘草汤主之。方二十七。

桂枝四两，去皮　甘草二两，炙

上二味，以水三升，煮取一升，去滓，顿服。

发汗后，其人脐下悸者，欲作奔豚，茯苓桂枝甘草大枣汤主之。方二十八。

茯苓半斤　桂枝四两，去皮　甘草二两，炙　大枣十五枚，擘

上四味，以甘澜水一斗，先煮茯苓，减二升，内诸药，煮取三升，去滓，温服一升，日三服。

作甘澜水法：取水二斗，置大盆内，以杓扬之，水上有珠子五六千颗相逐，取用之。

发汗后，腹胀满[1]者，厚朴生姜半夏甘草人参汤主之。方二十九。

厚朴半斤，炙，去皮　生姜半斤，切　半夏半升，洗　甘草二两　人参一两

上五味，以水一斗，煮取三升，去滓，温服一升，日三服。

【注释】

[1] 腹胀满：这里的腹胀满并非是里实证，而是因脾胃津液不足，以致气滞涩不通，拥堵成满。

【原文】

伤寒若吐、若下后，心下逆满，气上冲胸，起则头眩，脉沉紧，发汗则动经，身为振振[1]摇者，茯苓桂枝白术甘草汤主之。方三十。

茯苓四两　桂枝三两，去皮　白术　甘草各二两，炙

上四味，以水六升，煮取三升，去滓，分温三服。

【注释】

[1] 振振：战栗的样子。

【原文】

发汗，病不解，反恶寒者，虚[1]故也，芍药甘草附子汤主之。方三十一。

芍药　甘草各三两，炙　附子一枚，炮，去皮，破八片

上三味，以水五升，煮取一升五合，去滓，分温三服。疑非仲景方。

【注释】

[1] 虚：阴阳两虚。

【原文】

发汗，若下之，病仍不解，烦躁者，茯苓四逆汤主之。方三十二。

茯苓四两　　人参一两　　附子一枚,生用,去皮,破八片　　甘草二两,炙　　干姜一两半

上五味，以水五升，煮取三升，去滓，温服七合，日二服。

发汗后，恶寒者，虚[1]故也。不恶寒，但热者，实[2]也。当和胃气，与调胃承气汤。方三十三。《玉函》云，与小承气汤。

芒硝半升　　甘草二两,炙　　大黄四两,去皮,清酒洗

上三味，以水三升，煮取一升，去滓，内芒硝，更煮两沸，顿服。

【注释】

[1]虚：表虚。
[2]实：里实。

【原文】

太阳病，发汗后，大汗出，胃中干，烦躁不得眠，欲得饮水者，少少与饮之，令胃气和则愈。若脉浮，小便不利，微热，消渴[1]者，五苓散主之。方三十四。即猪苓散是。

猪苓十八铢,去皮　　泽泻一两六铢　　白术十八铢　　茯苓十八铢　　桂枝半两,去皮

上五味，捣为散，以白饮[2]和服方寸匕[3]，日三服，多饮暖水，汗出愈。如法将息。

【注释】

［1］消渴：饮水多却小便少，称之为消渴，是里热甚重，水液被大量煎熬消耗所致。

［2］白饮：白米粥上的清白汤，即清白米粥。

［3］方寸匕（bǐ）：古代量具，呈正方形，有柄，因其边长一寸而得名"方寸"。多用于量药，以不落为度，约今 10 克重。

【原文】

发汗已，脉浮数，烦渴者，五苓散主之。三十五。_{用前第三十四方。}

伤寒，汗出而渴者，五苓散主之；不渴者，茯苓甘草汤主之。方三十六。

茯苓_{二两}　桂枝_{二两，去皮}　甘草_{一两，炙}　生姜_{三两，切}

上四味，以水四升，煮取二升，去滓，分温三服。

中风发热，六七日不解而烦，有表里证，渴欲饮水，水入则吐者，名曰水逆，五苓散主之。三十七。_{用前第三十四方。}

未持脉时，病人手叉自冒心，师因教试令咳而不咳者，此必两耳聋无闻也。所以然者，以重发汗虚，故如此。发汗后，饮水多必喘，以水灌之亦喘。

发汗后，水药不得入口为逆，若更发汗，必吐下不止。发汗吐下后，虚烦不得眠，若剧者，必反复颠倒^[1]_{音到，下同，}心中懊侬_{上乌浩，下奴冬切，下同，}栀子豉汤主之；若少气者，栀子甘草豉汤主之；若呕者，栀子生姜豉汤主之。三十八。

栀子豉汤方

栀子_{十四个，擘}　香豉_{四合，绵裹}

上二味，以水四升，先煮栀子，得二升半，内豉，煮取一升半，去滓，分为二服，温进一服，得吐者，止后服。

栀子甘草豉汤方

栀子十四个，擘　甘草二两，炙　香豉四合，绵裹

上三味，以水四升，先煮栀子、甘草，取二升半，内豉，煮取一升半，去滓，分二服，温进一服，得吐者，止后服。

栀子生姜豉汤方

栀子十四个，擘　生姜五两　香豉四合，绵裹

上三味，以水四升，先煮栀子、生姜，取二升半，内豉，煮取一升半，去滓，分二服，温进一服，得吐者，止后服。

【注释】

［1］颠倒：本指上下易位，本末倒置。此指患者因身体不适而辗转反侧。

【原文】

发汗若下之而烦热，胸中窒者，栀子豉汤主之。三十九。用上初方。

伤寒五六日，大下之后，身热不去，心中结痛者，未欲解也，栀子豉汤主之。四十。用上初方。

伤寒下后，心烦腹满，卧起不安者，栀子厚朴汤主之。方四十一。

栀子十四个，擘　厚朴四两，炙，去皮　枳实四枚，水浸，炙令黄

上三味，以水三升半，煮取一升半，去滓，分二服，温进一服，得吐者，止后服。

伤寒，医以丸药大下之，身热不去，微烦者，栀子干姜汤主

之。方四十二。

栀子十四个，擘　干姜二两

上二味，以水三升半，煮取一升半，去滓，分二服，温进一服，得吐者，止后服。

凡用栀子汤，病人旧微溏[1]者，不可与服之。

【注释】

[1]旧微溏：指患者素有脾胃阳虚或脾肾阳虚之证，大便常常溏泄。

【原文】

太阳病发汗，汗出不解，其人仍发热，心下悸，头眩，身𬌗动[1]，振振欲擗一作僻地[2]者，真武汤主之。方四十三。

茯苓　芍药　生姜各三两，切　白术二两　附子一枚，炮，去皮，破八片

上五味，以水八升，煮取三升，去滓，温服七合，日三服。

【注释】

[1]𬌗动：身体筋肉跳动。𬌗，指肌肉跳动、眼球跳动。
[2]擗地：扑倒于地。擗（pì），《国语辞典》："用手捶拍胸部。"刘渡舟注："擗，作仆解，即站立不稳欲扑倒于地之象。"

【原文】

咽喉干燥者，不可发汗。
淋家[1]不可发汗，发汗必便血。
疮家[2]虽身疼痛，不可发汗，汗出则痓。
衄家[3]不可发汗，汗出必额[4]上陷，脉急紧，直视不能

眴^[5]音唤，又胡绢切，下同。一作瞬，不得眠。

亡血家^[6]不可发汗，发汗则寒栗而振。

【注释】

[1] 淋（lìn）家：指久患淋病之人。淋，指小便淋沥不尽，尿意频而尿量少，尿时作痛的一种病证。

[2] 疮家：指久患疮疡流脓淌血而不愈的患者。

[3] 衄家：指经常鼻衄之人。

[4] 额：阳明主额，人体气血津液之盛衰在此反映最为明显。

[5] 眴（xuàn）：指目晕眩。

[6] 亡血家：指平素因各种原因引起的失血患者。"亡血"包括各种失血证，如吐衄、便血、月经过多、产后出血等等。

【原文】

汗家重发汗，必恍惚心乱，小便已阴疼，与禹余粮丸。四十四。方本阙。

病人有寒，复发汗，胃中冷，必吐蛔。一作逆。

本发汗，而复下之，此为逆也；若先发汗，治不为逆。本先下之，而反汗之，为逆；若先下之，治不为逆。

伤寒，医下之，续得下利，清谷不止，身疼痛者，急当救里；后身疼痛，清便自调者，急当救表。救里宜四逆汤，救表宜桂枝汤。四十五。用前第十二方。

病发热头痛，脉反沉，若不差，身体疼痛，当救其里。四逆汤方。

甘草二两，炙　　干姜一两半　　附子一枚，生用，去皮，破八片上三味，以水三升，煮取一升二合，去滓，分温再服。强人可大附子一枚，干姜三两。

太阳病，先下而不愈，因复发汗，以此表里俱虚，其人因致冒，冒家[1]汗出自愈。所以然者，汗出表和故也。里未和，然后复下之。

【注释】

[1]冒家：指时常头晕目眩，如有物蒙蔽之感之人。《金匮要略》云："冒家欲解，必大汗出。汗出表和而里未和者，然后复下之。"

【原文】

太阳病未解，脉阴阳俱停—作微，必先振栗汗出而解。但阳脉微者，先汗出而解，但阴脉微—作尺脉实者，下之而解。若欲下之，宜调胃承气汤。四十六。用前第三十三方，一云，用大柴胡汤。

太阳病，发热汗出者，此为荣弱卫强，故使汗出，欲救邪风者，宜桂枝汤。四十七。方用前法。

伤寒五六日中风，往来寒热，胸胁苦满，嘿嘿[1]不欲饮食，心烦喜呕[2]，或胸中烦而不呕，或渴，或腹中痛，或胁下痞鞕[3]，或心下悸，小便不利，或不渴，身有微热，或咳者，小柴胡汤主之。方四十八。

柴胡半斤　黄芩三两　人参三两　半夏半升，洗　甘草炙　生姜各三两，切　大枣十二枚，擘

上七味，以水一斗二升，煮取六升，去滓，再煎取三升，温服一升，日三服。若胸中烦而不呕者，去半夏、人参，加栝楼实一枚；若渴，去半夏，加人参，合前成四两半，栝楼根四两；若

腹中痛者,去黄芩,加芍药三两;若胁下痞鞕,去大枣,加牡蛎四两;若心下悸,小便不利者,去黄芩,加茯苓四两;若不渴,外有微热者,去人参,加桂枝三两,温覆微汗愈;若咳者,去人参、大枣、生姜,加五味子半升,干姜二两。

【注释】

　[1] 嘿(mò)嘿:形容表情抑郁,静默寡言,反映肝胆气郁的精神状态。

　[2] 呕:因少阳不和,胆热犯胃,胃失和降所致的呕逆。

　[3] 痞鞕:因胸胁部气机阻塞不舒而成痞,患者自觉有硬满之感。

【原文】

　血弱气尽,腠理开,邪气因入,与正气相抟,结于胁下,正邪分争,往来寒热,休作有时,嘿嘿不欲饮食,脏腑相连,其痛必下,邪高痛下,故使呕也[1]—云脏腑相连,其病必下,胁膈中痛,小柴胡汤主之。服柴胡汤已,渴者,属阳明,以法治之。四十九。用前方。

【注释】

　[1] 邪高痛下,故使呕也:"下"并非指位置的高下,而是指其所影响的器官及病变的发展趋势,即由表及里,胆病及肝,以致肝胆之气均不利;抑或旁及脾胃,致脾、胃气不和,出现"不欲饮食"和"呕"的症状。

【原文】

得病六七日，脉迟浮弱，恶风寒，手足温，医二三下之，不能食，而胁下满痛，面目及身黄，颈项强，小便难者，与柴胡汤，后必下重；本渴饮水而呕者，柴胡汤不中与也，食谷者哕。

伤寒四五日，身热恶风，颈项强，胁下满，手足温而渴者，小柴胡汤主之。五十。用前方。

伤寒，阳脉涩，阴脉弦，法当腹中急痛，先与小建中汤，不差者，小柴胡汤主之。五十一。用前方。

小建中汤方

桂枝三两，去皮　甘草二两，炙　大枣十二枚，擘　芍药六两　生姜三两，切　胶饴一升

上六味，以水七升，煮取三升，去滓，内饴，更上微火消解，温服一升，日三服。呕家不可用建中汤，以甜故也[2]。

伤寒中风，有柴胡证，但见一证便是，不必悉具。凡柴胡汤病证而下之，若柴胡证不罢者，复与柴胡汤，必蒸蒸而振，却复发热汗出而解。

伤寒二三日，心中悸而烦者，小建中汤主之。五十二。用前第五十一方。

太阳病，过经十余日，反二三下之，后四五日，柴胡证仍在者，先与小柴胡。呕不止，心下急，一云，呕止小安，郁郁微烦者，为未解也，与大柴胡汤，下之则愈。方五十三。

柴胡半斤　黄芩三两　芍药三两　半夏半升，洗　生姜五两，切　枳实四枚，炙　大枣十二枚，擘

上七味，以水一斗二升，煮取六升，去滓再煎，温服一升，

日三服。一方加大黄二两。若不加，恐不为大柴胡汤。

伤寒十三日不解，胸胁满而呕，日晡所发潮热，已而微利，此本柴胡证，下之以不得利，今反利者，知医以丸药下之，此非其治也。潮热者，实也，先宜服小柴胡汤以解外，后以柴胡加芒硝汤主之。五十四。

柴胡二两十六铢　黄芩一两　人参一两　甘草一两，炙　生姜一两，切　半夏二十铢，本云五枚，洗　大枣四枚，擘　芒硝二两

上八味，以水四升，煮取二升，去滓，内芒硝，更煮微沸，分温再服，不解更作。臣亿等谨按：《金匮玉函》方中无芒硝。别一方云，以水七升，下芒硝二合，大黄四两，桑螵蛸[1]五枚，煮取一升半，服五合，微下即愈。本云柴胡再服，以解其外，余二升加芒硝、大黄、桑螵蛸也。

【注释】

[1]桑螵蛸：为螳螂科昆虫大刀螂、小刀螂、巨斧螳螂的干燥卵鞘，具有固精缩尿、补肾助阳之功效。常用于遗精滑精、遗尿尿频、小便白浊等的治疗。

【原文】

伤寒十三日，过经谵语者，以有热也，当以汤下之。若小便利者，大便当鞕，而反下利，脉调和[1]者，知医以丸药下之，非其治也。若自下利者，脉当微厥，今反和者，此为内实也，调胃承气汤主之。五十五。用前第三十三方。

【注释】

[1]脉调和：在此指脉证相对，依然表现为阳明病脉。

【原文】

太阳病不解，热结膀胱，其人如狂，血自下，下者愈。其外不解者，尚未可攻，当先解其外；外解已，但少腹急结^[1]者，乃可攻之，宜桃核承气汤。方五十六。后云，解外宜桂枝汤。

桃仁五十个，去皮尖　大黄四两　桂枝二两，去皮　甘草二两，炙　芒硝二两

上五味，以水七升，煮取二升半，去滓，内芒硝，更上火，微沸下火，先食^[2]温服五合，日三服，当微利。

【注释】

［1］少腹急结：少腹部疼痛、胀满、痞硬而急迫难忍，甚至痛苦不能言明。

［2］先食：在进食前服药。刘渡舟注："根据古人服药经验，病在胸膈以上者，应先进食后服药，病在心腹以下者，当先服药后进食。"桃核承气汤作为下瘀血之剂，空腹服药有利于发挥药效。

【原文】

伤寒八九日，下之，胸满烦惊，小便不利，谵语，一身尽重，不可转侧者，柴胡加龙骨牡蛎汤主之。方五十。

柴胡四两　龙骨　黄芩　生姜切　铅丹　人参　桂枝去皮　茯苓各一两半　半夏二合半，洗　大黄二两　牡蛎一两半，熬　大枣六枚，擘

上十二味，以水八升，煮取四升，内大黄，切如棋子，更煮一两沸，去滓，温服一升。本云柴胡汤，今加龙骨等。

伤寒，腹满谵语，寸口脉浮而紧，此肝乘脾也，名曰纵，刺

期门。五十八。

伤寒发热，啬啬恶寒，大渴欲饮水，其腹必满，自汗出，小便利，其病欲解，此肝乘肺也，名曰横，刺期门。五十九。

太阳病，二日反躁，凡熨其背[1]，而大汗出，大热入胃，一作二日内，烧瓦熨背，大汗出，火气入胃，胃中水竭，躁烦，必发谵语。十余日振栗自下利者，此为欲解也。故其汗从腰以下不得汗，欲小便不得，反呕，欲失溲[2]，足下恶风，大便鞕，小便当数，而反不数，及不多，大便已，头卓然[3]而痛，其人足心必热，谷气下流故也。

【注释】

[1]熨其背："熨背"是古代火疗法的一种，有的将瓦烧热，用布包裹熨背，即"瓦熨"；有的将砖烧热，用布包裹熨背，即"砖熨"。这些方法均为发汗而设，若使用不当会造成大汗出而伤津液。

[2]失溲：小便失禁。

[3]卓然：突然。刘渡舟注："卓然，不平常也，指头痛而非同一般。"

【原文】

太阳病中风，以火劫发汗，邪风被火热，血气流溢，失其常度。两阳相熏灼，其身发黄。阳盛则欲衄，阴虚小便难。阴阳俱虚竭，身体则枯燥，但头汗出，剂颈而还[1]，腹满微喘，口干咽烂，或不大便，久则谵语，甚者至哕，手足躁扰，捻衣摸床[2]。小便利者，其人可治。

【注释】

[1]剂颈而还：汗从头出到颈部即止。

[2]捻衣摸床：神志昏愦之后的一种无意识动作，即两手不自觉地反复摸弄衣床。

【原文】

伤寒脉浮，医以火迫劫之，亡阳，必惊狂，卧起不安者，桂枝去芍药加蜀漆牡蛎龙骨救逆汤主之。方六十。

桂枝三两，去皮　甘草二两，炙　生姜三两，切　大枣十二枚，擘　牡蛎五两，熬　蜀漆三两，洗去腥　龙骨四两

上七味，以水一斗二升，先煮蜀漆，减二升，内诸药，煮取三升，去滓，温服一升。本云桂枝汤，今去芍药，加蜀漆、牡蛎、龙骨。

形作伤寒[1]，其脉不弦紧而弱。弱者必渴，被火必谵语。弱者发热脉浮，解之当汗出愈。

【注释】

[1]形作伤寒：提示其人证候似伤寒而病非伤寒，根据其他所述证候可推断为温病。

【原文】

太阳病，以火熏[1]之，不得汗，其人必躁，到经不解，必清血[2]，名为火邪[3]。

【注释】

[1] 火熏：火疗的一种。利用药物燃烧或煮沸所产生的热气熏蒸人体以发汗，从而治疗疾病。还有一种方法，使人卧于烧热的土炕上，再覆盖厚被以发汗，也属于此类。

[2] 清血：若邪下伤阴络，迫血妄行，则出现"清血"，即便血。

[3] 火邪：清血症状由火逆所致，故称之为"火邪"。

【原文】

脉浮热甚，而反灸之，此为实，实以虚治，因火而动，必咽燥吐血。

微数之脉[1]，慎不可灸，因火为邪，则为烦逆，追虚逐实[2]，血散脉中，火气虽微，内攻有力，焦骨伤筋，血难复也。脉浮，宜以汗解，用火灸之，邪无从出，因火而盛，病从腰以下，必重而痹，名火逆也[3]。欲自解者，必当先烦，烦乃有汗而解。何以知之？脉浮故知汗出解。

【注释】

[1] 微数之脉：为脉数无力，多提示阴虚火旺。

[2] 追虚逐实："追虚"即伤阴，"逐实"即助热。

[3] 必重而痹，名火逆也：表证当汗解，反误用火灸，导致表邪闭郁，阳热更盛，内壅于上，不能下达，下部失阳气温煦，形成"火痹证"，即腰部以下沉重麻痹。

【原文】

烧针令其汗，针处被寒，核起而赤者，必发奔豚。气从少腹上冲心者，灸其核上各一壮，与桂枝加桂汤，更加桂[1]二两也。方六十一。

桂枝五两，去皮　芍药三两　生姜三两，切　甘草二两，炙　大枣十二枚，擘

上五味，以水七升，煮取三升，去滓，温服一升。本云桂枝汤，今加桂满五两，所以加桂者，以能泄奔豚气也。

【注释】

[1] 加桂：一说加桂枝，一说加肉桂。刘渡舟认为依照原文之意应为加桂枝。

【原文】

火逆下之[1]，因烧针烦躁者，桂枝甘草龙骨牡蛎汤主之。方六十二。

桂枝一两，去皮　甘草二两，炙　牡蛎二两，熬　龙骨二两

上四味，以水五升，煮取二升半，去滓，温服八合，日三服。

【注释】

[1] 火逆下之：一说"下之"为衍文，一说为"汗之"之误，可理解为火逆发汗。刘渡舟认为两说均可从。

【原文】

太阳伤寒者，加温针必惊[1]也。

【注释】

[1]惊：在此指一种惊恐的心理状态，会使人心气伤、胆气乱、正气馁，从而给邪气可乘之机，易引发多种变证。

【原文】

太阳病，当恶寒发热，今自汗出，反不恶寒发热，关上脉细数[1]者，以医吐之过[2]也。一二日[3]吐之者，腹中饥，口不能食；三四日吐之者，不喜糜粥，欲食冷食，朝食暮吐。以医吐之所致也，此为小逆[4]。

【注释】

[1]关上脉细数：关脉候脾胃，若细数则表明其人胃气虚。

[2]医吐之过：医者误用吐法导致的过错。

[3]一二日：文中的数字仅为约略词，强调病程长短，并非具体的天数，后文"三四日"亦同。"一二日"时，其人胃气损伤较轻，尚能有饥饿之感。

[4]小逆：本病的各种变化均局限在胃，且影响较轻，故言"小逆"。

【原文】

太阳病吐之，但太阳病当恶寒，今反不恶寒，不欲近衣，此为吐之内烦也。

病人脉数，数为热，当消谷引食，而反吐[1]者，此以发汗，令阳气微，膈气虚，脉乃数也。数为客热[2]，不能消谷，以胃中虚冷，故吐也。

【注释】

[1]反吐：数脉主热，见数脉患者当"消谷引食"，如今反而出现吐的情况，故言"反吐"。

[2]客热：虚热或假热，相对真热而言。

【原文】

太阳病，过经十余日，心下温温欲吐，而胸中痛，大便反溏，腹微满，郁郁微烦。先此时自极吐下者，与调胃承气汤。若不尔者，不可与。但欲呕，胸中痛，微溏者，此非柴胡汤证，以呕故知极吐下也。调胃承气汤。六十三。用前第三十三方。

太阳病六七日，表证仍在，脉微而沉，反不结胸，其人发狂者，以热在下焦，少腹当鞕满，小便自利者，下血乃愈。所以然者，以太阳随经，瘀热[1]在里故也。抵当汤主之。方六十四。

水蛭熬　虻虫各三十个，去翅足，熬　桃仁二十个，去皮尖　大黄三两，酒洗

上四味，以水五升，煮取三升，去滓，温服一升。不下，更服。

【注释】

[1]瘀热：瘀，郁积之意。瘀热，即邪热郁积。

【原文】

太阳病，身黄，脉沉结，少腹鞕，小便不利者，为无血也。

小便自利，其人如狂者，血证谛也，抵当汤主之。六十五。用前方。

伤寒有热，少腹满，应小便不利，今反利者，为有血也，当下之，不可余药，宜抵当丸[1]。方六十六。

水蛭二十个，熬　虻虫二十个，去翅足，熬　桃仁二十五个，去皮尖　大黄三两

上四味，捣分四丸，以水一升，煮一丸，取七合服之，晬时当下血，若不下者更服。

【注释】

[1] 抵当丸：因不见少腹硬满、发狂等提示病重的证候，可推断此时瘀热均轻，故不与汤而与丸剂，以图缓攻。

【原文】

太阳病，小便利者，以饮水多，必心下悸；小便少者，必苦里急[1]也。

【注释】

[1] 里急：症状名，腹中拘急疼痛。

伤寒论卷第四

辨太阳病脉证并治下第七

合三十九法。方三十首。
并见太阳少阳合病法。

本篇论述不同类型的热实结胸证治，如热水互结的大陷胸汤（丸）证治、热痰互结的小陷胸汤证治，还包括阴寒内结五脏的脏结证，太阳少阳同病的柴胡桂枝汤证、柴胡桂枝干姜汤证，妇人热入血室证，热与水相抟于肌表的文蛤散证等与结胸证的对比。关于心下痞证，本篇亦有详细论述，主要有无形之邪热痞塞于中的大黄黄连泻心汤证治，热痞同时伴有阳虚的附子泻心汤证治，脾虚寒热错杂并夹有痰而痞甚的半夏泻心汤证治、夹饮而喜呕的生姜泻心汤证治、中虚气逆并利甚的甘草泻心汤证治，此外，还有与五苓散、旋覆代赭汤、大柴胡汤证之心下痞硬的对比。还有阳明热盛的白虎汤（白虎加人参汤）证、上热中寒的黄连汤证、风湿滞停的桂枝附子汤证和甘草附子汤证、外感寒邪同时伴有心阴阳两虚的炙甘草汤证等，提示太阳表邪内扰可导致多种虚实各异、病机多样的变证。

【原文】

结胸项强，如柔痉状。下则和，宜大陷胸丸。第一。 六味。前后有结胸[1]、脏结[2]病六证。

太阳病，心中懊憹，阳气内陷，心下鞕，大陷胸汤主之。第二。三味。

伤寒六七日，结胸热实，脉沉紧，心下痛，大陷胸汤主之。第三。用前第二方。

伤寒十余日，热结在里，往来寒热者，与大柴胡汤。第四。八味。水结附。

太阳病，重发汗，复下之，不大便五六日，舌燥而渴，潮热，从心下至少腹满痛，不可近者，大陷胸汤主之。第五。用前第二方。

【注释】

[1] 结胸：病证名，是有形之邪凝聚结于胸膈脘腹处，以疼痛硬满为主要证候的一种病证。

[2] 脏结：病证名，指脏气虚寒、阴寒凝结而导致的一种病证，主要证候类似结胸，但发病实质与之不同。脏结多为脏虚阳衰，再有阴寒凝结，其病位在脏，是阴性、虚寒病证。脏结一般因误下导致，因有寒结，脾阳不运，水谷不别，故常见下利。

【原文】

小结胸病，正在心下，按之痛，脉浮滑者，小陷胸汤主之[1]。第六。三味。下有太阳病二证。

病在阳，应以汗解，反以水溇[2]，热不得去，益[3]烦不渴，服文蛤散，不差，与五苓散。寒实结胸，无热证者，与三物小陷胸汤，白散亦可服。第七。文蛤散一味。五苓散五味。小陷胸汤用前第六方。白散三味。

太阳少阳并病，头痛，眩冒[4]，心下痞者，刺肺俞[5]、肝俞[6]，不可发汗。发汗则谵语。谵语不止，当刺期门。第八。

【注释】

[1]小陷胸汤主之：小结胸证多为痰热互结所致，但其结轻，部位又浅，这点可从脉象得知，因而与药力较大陷胸汤小而缓的小陷胸汤，以清热化痰开结。

[2]潨（xùn）：为古代物理降温退热的方法。潨，用冷水喷淋。

[3]益：更加。

[4]眩冒：头眩昏冒。冒，指头晕目眩，如有物蒙蔽之感。

[5]肺俞：归属足太阳膀胱经，位于脊柱区，第3胸椎棘突下，后正中线旁开1.5寸，主治咳嗽、气喘、咯血等肺系病证；骨蒸潮热、盗汗等阴虚病证；瘙痒、瘾疹等皮肤病。

[6]肝俞：归属足太阳膀胱经，位于脊柱区，第9胸椎棘突下，后正中线旁开1.5寸，主治胁痛、黄疸等肝系病证；目赤、目眩、夜盲等目疾；癫狂痫、脊背痛。

【原文】

妇人中风，经水适来，热除脉迟，胁下满，谵语，当刺期门。第九。

妇人中风，七八日，寒热，经水适断[1]，血结如疟状，小柴胡汤主之。第十。七味。

妇人伤寒，经水适来，谵语，无犯胃气及上二焦，自愈。第十一。

【注释】

[1] 经水适断：妇人经期受外邪侵扰，因热入血室，热血互结，以致月经不当断而断。

【原文】

伤寒六七日，发热，微恶寒，支节^[1]疼，微呕，心下支结^[2]，柴胡桂枝汤主之。第十二。九味。

伤寒五六日，已发汗，复下之，胸胁满，小便不利，渴而不呕，头汗出，往来寒热，心烦，柴胡桂枝干姜汤主之。第十三。七味。

伤寒五六日，头汗出，微恶寒，手足冷，心下满，不欲食，大便鞕，脉细者，为阳微结^[3]，非少阴也，可与小柴胡汤。第十四。用前第十方。

伤寒五六日，呕而发热，以他药下之，柴胡证仍在，可与柴胡汤，蒸蒸而振^[4]，却发热汗出解。心满痛者，为结胸。但满而不痛，为痞^[5]，宜半夏泻心汤。第十五。七味。下有太阳并病，并气痞^[6]二证。

【注释】

[1] 支节：即肢节，指四肢关节。

[2] 心下支结：有两种解释，一为心下支撑痞满，支为撑之意；另一为痞结在心下两边的部位，即胁肋少阳之处，支为边之意。

[3] 阳微结：因热结于里而大便秘结，叫作"阳结"，热结的程度轻，叫作"阳微结"。

［4］蒸蒸而振：气从内出，邪从外解，周身振栗颤抖。蒸蒸，内热之象，形容内热由里往外腾越。振，周身振动，是战汗的具体表现。

［5］痞：病证名，以胃脘痞塞不舒，按之不痛为主要症状。多因脾胃之气受损，阴阳失和，升降失常，以致气机滞塞不通而形成此证。

［6］气痞：病证名，指表邪因误下入里，无形之邪结于心下，按之柔和不痛的症状。

【原文】

太阳中风，下利呕逆，表解乃可攻之，十枣汤主之。第十六。三味。下有太阳一证。

心下痞[1]，按之濡者，大黄黄连泻心汤主之。第十七。二味。

心下痞，而复恶寒汗出者，附子泻心汤主之。第十八。四味。

心下痞，与泻心汤，不解者，五苓散主之。第十九。用前第七证方。

【注释】

［1］心下痞：本文所述心下痞为热痞。

【原文】

伤寒汗解后，胃中不和，心下痞，生姜泻心汤主之。第二十。八味。

伤寒中风，反下之，心下痞，医复下之，痞益甚，甘草泻心汤主之。第二十一。六味。

伤寒服药，利不止，心下痞，与理中[1]，利益甚，宜赤石脂禹余粮汤。第二十二。二味。下有痞一证。

伤寒发汗，若吐下，心下痞。噫不除者，旋覆代赭汤主之。第二十三。七味。

【注释】

[1] 理中：即理中汤。

【原文】

下后，不可更[1]行桂枝汤，汗出而喘，无大热者，可与麻黄杏子甘草石膏汤。第二十四。四味。

太阳病，外未除，数下之，遂协热而利，桂枝人参汤主之。第二十五。五味。

伤寒大下后[2]，复发汗，心下痞，恶寒者，不可攻痞，先解表，表解乃可攻痞。解表宜桂枝汤，攻痞宜大黄黄连泻心汤。第二十六。泻心汤用前第十七方。

伤寒发热，汗出不解，心中痞，呕吐下利者，大柴胡汤主之。第二十七。用前第四方。

病如桂枝证，头不痛，项不强，寸脉浮，胸中痞，气上冲不得息，当吐之，宜瓜蒂散。第二十八。三味。下有不可与瓜蒂散证。

病胁下素有痞，连脐痛，引少腹者，此名脏结。第二十九。

【注释】

[1] 更：再次。

[2] 大下后：医者已用过攻下峻剂，如大承气汤。

【原文】

伤寒若吐下后，不解，热结在里，恶风，大渴，白虎加人参汤主之。第三十。五味。下有不可与白虎证。

伤寒无大热，口燥渴，背微寒者，白虎加人参汤主之。第三十一。用前方。

伤寒脉浮，发热无汗，表未解，不可与白虎汤。渴者，白虎加人参汤主之。第三十二。用前第三十方。

太阳少阳并病，心下鞕，颈项强而眩者，刺大椎[1]、肺俞、肝俞，慎勿下之。第三十三。

太阳少阳合病，自下利[2]，黄芩汤；若呕，黄芩加半夏生姜汤主之。第三十四。黄芩汤四味。加半夏生姜汤六味。

【注释】

[1] 大椎：归属督脉，位于脊柱区，第7颈椎棘突下凹陷中，后正中线上，主治热病、疟疾、恶寒发热等外感病证；骨蒸潮热；癫狂痫、小儿惊风等神志病；项强、脊痛、风疹、痤疮。

[2] 自下利：为未经误下而自发的下利，是本条合病主症。

【原文】

伤寒胸中有热，胃中有邪气[1]，腹中痛，欲呕者，黄连汤主之。第三十五。七味。

伤寒八九日，风湿相搏，身疼烦，不能转侧，不呕，不渴，脉浮虚而涩者，桂枝附子汤主之。大便鞕一云脐下心下鞕，小便自利者，去桂加白术汤主之。第三十六。桂附汤、加术汤并五味。

风湿相搏[2]，骨节疼烦，掣痛[3]不得屈伸，汗出短气，小便不利，恶风，或身微肿者，甘草附子汤主之。第三十七。四味。

伤寒脉浮滑，此表有热，里有寒[4]，白虎汤主之。第三十八。四味。

伤寒脉结代[5]，心动悸，炙甘草汤主之。第三十九。九味。

【注释】

[1] 胸中有热，胃中有邪气：指胸中有邪热而胃中有寒邪，上热下寒。

[2] 风湿相搏：指风、寒、湿三邪相搏。

[3] 掣痛：疼痛而有牵引拘急之感。掣，牵引、牵动。

[4] 此表有热，里有寒：结合《伤寒论》其他条文可知，白虎汤适用于表里俱热或里有热的病证，各注家对"表有热，里有寒"颇有争议。林亿等在文后阐述了观点，而刘渡舟认为应将"表有热，里有寒"改为"表里有热"或"表里俱热"；胡希恕认为"表有热，里有寒"当作"表有热，里有邪"。然而即使众说纷纭，对于白虎汤主治阳明里热证大家已达成共识。

[5] 脉结代：即结脉和代脉。结脉，脉来迟缓而呈不规则间歇；代脉，脉来缓慢而有规则地歇止，即止有定数。

【原文】

问曰：病有结胸，有脏结，其状何如？答曰：按之痛，寸脉浮，关脉沉，名曰结胸也。

何谓脏结？答曰：如结胸状，饮食如故，时时下利，寸脉浮，关脉小细沉紧，名曰脏结。舌上白胎滑者，难治。

脏结无阳证[1]，不往来寒热一云寒而不热，其人反静，舌上胎滑者，不可攻也。

【注释】

[1]无阳证：脏结与结胸不同，没有发热恶寒的太阳表证，没有往来寒热的少阳证，没有烦躁的阳明病证，病不在三阳，为阴证。

【原文】

病发于阳，而反下之，热入因作结胸；病发于阴，而反下之一作汗出，因作痞也。所以成结胸者，以下之太早故也。结胸者，项亦强，如柔痉状，下之则和，宜大陷胸丸。方一。

大黄半斤　葶苈子半升，熬　芒硝半升　杏仁半升，去皮尖，熬黑

上四味，捣筛二味，内杏仁、芒硝，合研如脂，和散，取如弹丸一枚，别捣甘遂末一钱匕[1]，白蜜二合，水二升，煮取一升，温顿服之，一宿乃下。如不下，更服，取下为效。禁如药法。

【注释】

[1]钱匕：古代量取药末的器具。一钱匕，约合五分一厘。

【原文】

结胸证，其脉浮大者，不可下，下之则死。

结胸证悉具，烦躁者亦死。

太阳病，脉浮而动数，浮则为风，数则为热，动则为痛，数则为虚。头痛发热，微盗汗[1]出，而反恶寒者，表未解也。医反下之，动数变迟，膈内拒痛一云头痛即眩，胃中空虚，客气[2]动膈，短气躁烦，心中懊憹，阳气内陷，心下因鞭，则为结胸，大

陷胸汤主之。若不结胸，但头汗出，余处无汗，剂颈而还，小便不利，身必发黄，大陷胸汤。方二。

大黄六两，去皮　芒硝一升　甘遂一钱匕

上三味，以水六升，先煮大黄取二升，去滓，内芒硝，煮一两沸，内甘遂末，温服一升，得快利，止后服。

【注释】

［1］盗汗：病证名，是以入睡后汗出，醒后即止为特征的一种病证。"盗"有偷盗之意思，古人用盗贼在夜里鬼祟活动来形容此病证，即每当患者入睡或刚一闭眼而将入睡之时，汗液就像盗贼一样偷偷地泄出。

［2］客气：从外而来的邪气。

【原文】

伤寒六七日，结胸热实，脉沉而紧，心下痛，按之石鞕[1]者，大陷胸汤主之。三。用前第二方。

【注释】

［1］脉沉而紧，心下痛，按之石鞕：为"结胸三证"，见此三证当与大陷胸汤。刘渡舟提示，"按之石鞕"临床常见于上腹部急性局限性腹膜炎的患者。

【原文】

伤寒十余日，热结在里，复往来寒热者，与大柴胡汤。但结胸，无大热者，此为水结在胸胁也。但头微汗出者，大陷胸汤主之。四。用前第二方。

大柴胡汤方

柴胡半斤　枳实四枚，炙　生姜五两，切　黄芩三两　芍药三两　半夏半升，洗　大枣十二枚，擘

上七味，以水一斗二升，煮取六升，去滓再煎，温服一升，日三服。一方加大黄二两，若不加，恐不名大柴胡汤。

太阳病，重发汗而复下之，不大便五六日，舌上燥而渴，日晡所小有潮热一云日晡所发，心胸大烦，从心下至少腹鞕满而痛，不可近者，大陷胸汤主之[1]。五。用前第二方。

【注释】

[1]大陷胸汤主之：清代曹家达认为，大陷胸汤既可攻水热之结，又兼下阳明之燥，施于本证可起一举两得之效。

【原文】

小结胸病，正在心下，按之则痛，脉浮滑者，小陷胸汤主之。方六。

黄连一两　半夏半升，洗　栝楼实大者一枚

上三味，以水六升，先煮栝楼，取三升，去滓，内诸药，煮取二升，去滓，分温三服。

太阳病，二三日，不能卧，但欲起，心下必结，脉微弱者，此本有寒分[1]也。反下之，若利止，必作结胸；未止者，四日复下之，此作协热利[2]也。

【注释】

[1]本有寒分：指其人素有水饮之邪，如今再受欲化热之表邪侵犯。

［2］协热利：医者误用下法，引邪入里，而致下利不止，再兼表热，即协热利。

【原文】

太阳病，下之，其脉促一作纵，不结胸者，此为欲解也。脉浮者，必结胸。脉紧者，必咽痛。脉弦者，必两胁拘急。脉细数者，头痛未止。脉沉紧者，必欲呕。脉沉滑者，协热利。脉浮滑者，必下血[1]。

【注释】

［1］刘渡舟注："本条文众释纷纭，颇难理解，若照原文解析，不仅义不连贯，则多有牵强之处。从《医宗金鉴》之说而注解。原文的'其脉促'可改为'其脉浮'；'脉浮者'改为'脉促'；'脉紧者'则改为'脉细数'；'脉细数者'可改为'脉紧'；'脉浮滑者'则改为'脉滑数'。"

【原文】

病在阳，应以汗解之，反以冷水潠之，若灌之[1]，其热被劫不得去，弥更益烦，肉上粟[2]起，意欲饮水，反不渴者，服文蛤散；若不差者，与五苓散。寒实结胸，无热证者，与三物、小陷胸汤。用前第六方。

白散亦可服。七。一云与三物小白散。

文蛤散方

文蛤五两

上一味为散，以沸汤[3]和一方寸匕服，汤用五合。

五苓散方

猪苓十八铢, 去黑皮　白术十八铢　泽泻一两六铢　茯苓十八铢　桂枝半
两, 去皮

上五味为散, 更于臼[4]中治之, 白饮和方寸匕服之, 日三
服, 多饮暖水, 汗出愈。

白散方

桔梗三分　巴豆一分, 去皮心, 熬黑, 研如脂　贝母三分

上三味为散, 内巴豆, 更于臼中杵之, 以白饮和服, 强人半
钱匕, 羸者[5]减之。病在膈上必吐, 在膈下必利, 不利, 进热
粥一杯, 利过不止, 进冷粥一杯。身热皮粟不解, 欲引衣自覆,
若以水潠之、洗之, 益令热却不得出, 当汗而不汗则烦。假令汗
出已, 腹中痛, 与芍药三两, 如上法。

【注释】

［1］灌（guàn）之：为古代物理降温退热的方法。灌, 用冷
水浇浴。

［2］粟：肌肤上起如粟粒状的"鸡皮疙瘩"。

［3］沸汤：烧开的水。

［4］臼：舂米的器具, 用石头或木头制成, 中间凹下。

［5］羸者：瘦弱之人。

【原文】

太阳与少阳并病, 头项强痛, 或眩冒, 时如结胸, 心下痞鞕
者, 当刺大椎第一间, 肺俞、肝俞, 慎不可发汗; 发汗则谵语,
脉弦, 五日谵语不止, 当刺期门。八。

妇人中风, 发热恶寒, 经水适来, 得之七八日, 热除而脉迟

身凉，胸胁下满，如结胸状，谵语者，此为热入血室[1]也，当刺期门，随其实而取之。九。

【注释】

[1]血室：各注家意见不一，有冲脉、肝脏、子宫等说法。现代医家刘渡舟、胡希恕等认为是胞宫，即子宫。

【原文】

妇人中风，七八日续得寒热，发作有时，经水适断者，此为热入血室，其血必结，故使如疟状，发作有时，小柴胡汤主之。方十。

柴胡半斤　黄芩三两　人参三两　半夏半升,洗　甘草三两　生姜三两,切　大枣十二枚,擘

上七味，以水一斗二升，煮取六升，去滓，再煎取三升，温服一升，日三服。

妇人伤寒，发热，经水适来，昼日明了，暮则谵语[1]，如见鬼状者，此为热入血室，无犯胃气及上二焦，必自愈。十一。

【注释】

[1]昼日明了，暮则谵语：因人之阳气白天行于阳，夜晚行于阴，其人血分有热，而血属阴，故夜里阳热盛，见到谵语等症。

【原文】

伤寒六七日，发热，微恶寒，支节烦疼，微呕，心下支结，外证未去者，柴胡桂枝汤主之。方十二。

桂枝去皮　黄芩一两半　人参一两半　甘草一两,炙　半夏二合半,

洗　芍药一两半　大枣六枚，擘　生姜一两半，切　柴胡四两

上九味，以水七升，煮取三升，去滓，温服一升。本云人参汤，作如桂枝法，加半夏、柴胡、黄芩，复如柴胡法，今用人参作半剂。

伤寒五六日，已发汗而复下之，胸胁满微结，小便不利，渴而不呕，但头汗出，往来寒热，心烦者，此为未解也，柴胡桂枝干姜汤主之。方十三。

柴胡半斤　桂枝三两，去皮　干姜二两　栝楼根四两　黄芩三两　牡蛎二两，熬　甘草二两，炙

上七味，以水一斗二升，煮取六升，去滓，再煎取三升，温服一升，日三服，初服微烦，复服汗出便愈。

伤寒五六日，头汗出，微恶寒，手足冷，心下满，口不欲食，大便鞕，脉细者，此为阳微结，必有表，复有里也，脉沉亦在里也。汗出为阳微，假令纯阴结[1]，不得复有外证，悉入在里，此为半在里半在外也。脉虽沉紧，不得为少阴病。所以然者，阴不得有汗，今头汗出，故知非少阴也，可与小柴胡汤。设不了了者，得屎而解。十四。用前第十方。

【注释】

[1] 纯阴结：因脾肾阳虚，阴寒凝结，温运无力所致的大便秘结，叫作"阴结"。没有兼夹证的阴结，叫作"纯阴结"。

【原文】

伤寒五六日，呕而发热者，柴胡汤证具，而以他药下之，柴胡证仍在者，复与柴胡汤。此虽已下之，不为逆，必蒸蒸而振，却发热汗出而解。若心下满而鞕痛者，此为结胸也，大陷胸汤主

之。但满而不痛者，此为痞，柴胡不中与之，宜半夏泻心汤。方
十五。

半夏_{半升，洗}　黄芩　干姜　人参　甘草_{炙，各三两}　黄连_{一两}　大
枣_{十二枚，擘}

上七味，以水一斗，煮取六升，去滓，再煎取三升，温服一
升，日三服。须大陷胸汤者，方用前第二法。_{一方用半夏一升。}

太阳少阳并病，而反下之，成结胸，心下鞕，下利不止，水
浆不下，其人心烦。

脉浮而紧，而复下之，紧反入里，则作痞，按之自濡，但气
痞耳。

太阳中风，下利呕逆，表解者，乃可攻之。其人漐漐汗出，
发作有时，头痛，心下痞鞕满，引胁下痛，干呕短气，汗出不恶
寒者，此表解里未和也。十枣汤主之。方十六。

芫花_熬　甘遂　大戟

上三味等分，各别捣为散，以水一升半，先煮大枣肥者十
枚，取八合，去滓，内药末，强人服一钱匕，羸人服半钱，温服
之，平旦服。若下少，病不除者，明日更服，加半钱，得快下利
后，糜粥自养。

太阳病，医发汗，遂发热恶寒，因复下之，心下痞，表里俱
虚，阴阳气并竭。无阳则阴独，复加烧针，因胸烦，面色青黄，
肤瞤^[1]者，难治；今色微黄，手足温者，易愈。

【注释】

[1] 肤瞤：证名，即肌肉瞤动。因伤寒误治形成的坏病，为
阳气不足之证。

【原文】

心下痞，按之濡，其脉关上浮者，大黄黄连泻心汤主之。方十七。

大黄二两　黄连一两

上二味，以麻沸汤[1]二升渍之，须臾绞去滓，分温再服。臣亿等看详：大黄黄连泻心汤，诸本皆二味，又后附子泻心汤，用大黄、黄连、黄芩、附子，恐是前方中亦有黄芩，后但加附子也，故后云附子泻心汤。本云加附子也。

【注释】

[1] 麻沸汤：热水。

【原文】

心下痞，而复恶寒汗出者，附子泻心汤主之。方十八。

大黄二两　黄连一两　黄芩一两　附子一枚，炮，去皮，破，别煮取汁

上四味，切三味，以麻沸汤二升渍之，须臾绞去滓，内附子汁，分温再服。

本以下之，故心下痞，与泻心汤。痞不解，其人渴而口燥烦，小便不利者，五苓散主之。十九。一方云，忍之一日乃愈。用前第七证方。

伤寒，汗出解之后，胃中不和，心下痞鞭，干噫食臭[1]，胁下有水气，腹中雷鸣下利者，生姜泻心汤主之。方二十。

生姜四两，切　甘草三两，炙　人参三两　干姜一两　黄芩三两　半夏半升，洗　黄连一两　大枣十二枚，擘

上八味，以水一斗，煮取六升，去滓，再煎取三升，温服一升，日三服。附子泻心汤，本云加附子。半夏泻心汤、甘草泻心

汤，同体别名耳[2]。生姜泻心汤，本云理中人参黄芩汤，去桂枝、术，加黄连并泻肝法。

【注释】

[1]干噫食臭（xiù）：即嗳有饮食未消化的味道的气。

[2]同体别名耳：半夏泻心汤与生姜泻心汤的组方原则基本相同，均为辛开苦降甘调之法，因治疗病证之见证有所不同而药物组成上略有差别。

【原文】

伤寒中风，医反下之，其人下利日数十行，谷不化，腹中雷鸣，心下痞鞕而满，干呕心烦，不得安，医见心下痞，谓病不尽，复下之，其痞益甚，此非结热，但以胃中虚，客气上逆，故使鞕也，甘草泻心汤主之。方二十一。

甘草四两，炙　黄芩三两　干姜三两　半夏半升，洗　大枣十二枚，擘　黄连一两

上六味，以水一斗，煮取六升，去滓，再煎取三升，温服一升，日三服。臣亿等谨按：上生姜泻心汤法，本云理中人参黄芩汤，今详泻心以疗痞，痞气因发阴而生，是半夏、生姜、甘草泻心三方，皆本于理中也，其方必各有人参。今甘草泻心中无者，脱落之也。又按《千金》并《外台秘要》，治伤寒䘌[1]食用此方，皆有人参，知脱落无疑。

【注释】

[1]䘌（nì）：虮虫；虫食病。

【原文】

伤寒服汤药，下利不止，心下痞鞕，服泻心汤已，复以他药

下之，利不止，医以理中与之，利益甚。理中者，理中焦，此利在下焦，赤石脂禹余粮汤主之。复不止者，当利其小便。赤石脂禹余粮汤。方二十二。

赤石脂一斤，碎　太一禹余粮一斤，碎

上二味，以水六升，煮取二升，去滓，分温三服。

伤寒吐下后，发汗，虚烦，脉甚微，八九日心下痞鞕，胁下痛，气上冲咽喉，眩冒，经脉动惕者，久而成痿[1]。

【注释】

[1]痿（wěi）：肌肉麻痹萎缩，不能行动自如。

【原文】

伤寒发汗，若吐若下，解后心下痞鞕，噫气不除[1]者，旋覆代赭汤主之。方二十三。

旋覆花三两　人参二两　生姜五两　代赭一两　甘草三两，炙　半夏半升，洗　大枣十二枚，擘

上七味，以水一斗，煮取六升，去滓，再煎取三升。温服一升，日三服。

【注释】

[1]噫气不除：一为噫气频发而持续不除；二为噫气频发，心下之痞不除；三为与泻心汤后，噫气仍不解。

【原文】

下后不可更行桂枝汤，若汗出而喘，无大热者，可与麻黄杏子甘草石膏汤。方二十四。

麻黄_{四两}　杏仁_{五十个，去皮尖}　甘草_{二两，炙}　石膏_{半斤，碎，绵裹}

上四味，以水七升，先煮麻黄，减二升，去白沫，内诸药，煮取三升，去滓，温服一升。本云黄耳杯。

太阳病，外证未除，而数下之，遂协热而利，利下不止，心下痞鞕，表里不解者，桂枝人参汤主之。方二十五。

桂枝_{四两，别切}　甘草_{四两，炙}　白术_{三两}　人参_{三两}　干姜_{三两}

上五味，以水九升，先煮四味，取五升，内桂，更煮取三升，去滓，温服一升，日再[1]，夜一服。

【注释】

[1]日再：白天服药两次。

【原文】

伤寒大下后，复发汗，心下痞，恶寒者，表未解也。不可攻痞，当先解表，表解乃可攻痞。解表宜桂枝汤，攻痞宜大黄黄连泻心汤。二十六。_{泻心汤用前第十七方。}

伤寒发热，汗出不解，心中痞鞕[1]，呕吐而下利者，大柴胡汤主之。二十七。_{用前第四方。}

【注释】

[1]心中痞鞕：原为"心下痞硬"。刘渡舟认为"心下痞硬"应作"心中痞硬"，指心胸痞闷滞塞之感，为少阳气机不利所致。

【原文】

病如桂枝证，头不痛，项不强，寸脉微浮，胸中痞鞕，气上冲喉咽，不得息者，此为胸有寒也。当吐之，宜瓜蒂散。方二十八。

瓜蒂一分，熬黄　赤小豆一分

上二味，各别捣筛，为散已，合治之，取一钱匕，以香豉一合，用热汤七合，煮作稀糜，去滓，取汁和散，温顿服之。不吐者，少少加，得快吐乃止。诸亡血虚家，不可与瓜蒂散[1]。

【注释】

[1]诸亡血虚家，不可与瓜蒂散：运用吐法治疗，祛邪与伤正并存，尤其伤胃中津气，故体弱者不可与瓜蒂散。

【原文】

病胁下素有痞，连在脐傍，痛引少腹，入阴筋[1]者，此名脏结，死。二十九。

【注释】

[1]阴筋：外生殖器。

【原文】

伤寒若吐若下后，七八日不解，热结在里，表里俱热，时时恶风，大渴，舌上干燥而烦，欲饮水数升者，白虎加人参汤主之。方三十。

知母六两　石膏一斤，碎　甘草二两，炙　人参二两　粳米六合

上五味，以水一斗，煮米熟汤成，去滓，温服一升，日三服。此方立夏后、立秋前乃可服，立秋后不可服。正月、二月、三月尚凛冷[1]，亦不可与服之，与之则呕利而腹痛。诸亡血虚家，亦不可与，得之则腹痛。利者但可温之，当愈。

【注释】

［1］凛（lǐn）冷：寒冷。

【原文】

伤寒无大热，口燥渴，心烦，背微恶寒者，白虎加人参汤主之。三十一。用前方。

伤寒脉浮，发热无汗，其表不解，不可与白虎汤。渴欲饮水，无表证者，白虎加人参汤主之。三十二。用前方。

太阳少阳并病，心下鞭，颈项强而眩者，当刺大椎、肺俞、肝俞，慎勿下之。三十三。

太阳与少阳合病，自下利者，与黄芩汤；若呕者，黄芩加半夏生姜汤主之。三十四。

黄芩汤方

黄芩三两　芍药二两　甘草二两，炙　大枣十二枚，擘

上四味，以水一斗，煮取三升，去滓，温服一升，日再，夜一服。

黄芩加半夏生姜汤方

黄芩三两　芍药二两　甘草二两，炙　大枣十二枚，擘　半夏半升，洗　生姜一两半，一方三两，切

上六味，以水一斗，煮取三升，去滓，温服一升，日再，夜一服。

伤寒胸中有热，胃中有邪气，腹中痛，欲呕吐者，黄连汤主之。方三十五。

黄连三两　甘草三两，炙　干姜三两　桂枝三两，去皮　人参二两　半夏半升，洗　大枣十二枚，擘

上七味，以水一斗，煮取六升，去滓，温服，昼三夜二。疑非仲景方。

伤寒八九日，风湿相抟，身体疼烦，不能自转侧，不呕，不渴，脉浮虚而涩者，桂枝附子汤主之。若其人大便鞕一云脐下心下鞕，小便自利者，去桂加白术汤主之。三十六。

桂枝附子汤方

桂枝四两，去皮　附子三枚，炮，去皮，破　生姜三两，切　大枣十二枚，擘　甘草二两，炙

上五味，以水六升，煮取二升，去滓，分温三服。

去桂加白术汤方

附子三枚，炮，去皮，破　白术四两　生姜三两，切　甘草二两，炙　大枣十二枚，擘

上五味，以水六升，煮取二升，去滓，分温三服。初一服，其人身如痹，半日许复服之，三服都尽，其人如冒状，勿怪，此以附子、术，并走皮内，逐水气未得除，故使之耳，法当加桂四两。此本一方二法，以大便鞕，小便自利，去桂也；以大便不鞕，小便不利，当加桂。附子三枚恐多也，虚弱家及产妇，宜减服之。

风湿相抟，骨节疼烦，掣痛不得屈伸，近之则痛剧，汗出短气，小便不利，恶风不欲去衣，或身微肿者，甘草附子汤主之。方三十七。

甘草二两，炙　附子二枚，炮，去皮，破　白术二两　桂枝四两，去皮

上四味，以水六升，煮取三升，去滓，温服一升，日三服。初服得微汗则解，能食，汗止复烦者，将服五合，恐一升多者，宜服六七合为始。

伤寒脉浮滑，此以表有热，里有寒，白虎汤主之。方

三十八。

知母六两　石膏一斤,碎　甘草二两,炙　粳米六合

上四味,以水一斗,煮米熟汤成,去滓,温服一升,日三服。臣亿等谨按:前篇云,热结在里,表里俱热者,白虎汤主之。又云其表不解,不可与白虎汤。此云脉浮滑,表有热,里有寒者,必表里字差矣。又阳明一证云,脉浮迟,表热里寒,四逆汤主之。又少阴一证云,里寒外热,通脉四逆汤主之,以此表里自差明矣。《千金翼》云白通汤,非也。

伤寒脉结代,心动悸,炙甘草汤主之。方三十九。

甘草四两,炙　生姜三两,切　人参二两　生地黄一斤　桂枝三两,去皮　阿胶二两　麦门冬半升,去心　麻仁半升　大枣三十枚,擘

上九味,以清酒七升,水八升,先煮八味,取三升,去滓,内胶,烊[1]消尽,温服一升,日三服。一名复脉汤。

【注释】

[1]烊(yáng):本义为金属熔化,此指溶化。

【原文】

脉按之来缓,时一止复来者,名曰结。又脉来动而中止,更来小数[1],中有还者反动,名曰结,阴也。脉来动而中止,不能自还,因而复动者,名曰代,阴也。得此脉者,必难治[2]。

【注释】

[1]小数:指稍有些快。非小脉与数脉。

[2]得此脉者,必难治:结、代脉多因心脏气血阴阳虚衰,血脉不充,鼓动无力而形成,若见此两种脉,多病情危重,所以说"难治"。

伤寒论卷第五

辨阳明病脉证并治第八

合四十四法，方一十首，一方附，
并见阳明少阳合病法。

本篇叙述了"太阳阳明""正阳阳明""少阳阳明"三种阳明病的成因，提出属于"胃家实"的阳明病证具有里、热、实三个特点；提示后人可根据里实证的程度，分别治以调胃承气汤、小承气汤、大承气汤。除此之外，本篇还论述了阳明热证的治疗，如热郁于上的栀子汤证、热盛于中的白虎加人参汤证、水热互结于下的猪苓汤证，还有阳明虚寒病证发生于阳明里热实证之前的情况，以作对比，助读者进行辨别。篇末还有茵陈蒿汤、栀子柏皮汤、麻黄连轺赤小豆汤在治疗阳明邪热与脾湿相合所致病证的论治。

【原文】

阳明病，不吐不下，心烦者，可与调胃承气汤。第一。三味。
前有阳明病二十七证。

阳明病，脉迟[1]，汗出，不恶寒，身重，短气，腹满潮热，大便鞭，大承气汤主之。若腹大满不通者，与小承气汤。第二。
大承气四味，小承气三味。

阳明病，潮热，大便微鞕者，可与大承气汤。若不大便六七日，恐有燥屎，与小承气汤。若不转失气^[2]，不可攻之。后发热复鞕者，小承气汤和之。第三。<small>用前第一方。下有二病证。</small>

【注释】

[1] 脉迟：与阳明中寒之脉迟不同，此为肠胃结实，腑气不通，导致气机不利，血行不畅，故见脉迟而有力。

[2] 失气：参照《金匮玉函经》可作"矢气"。矢，通"屎"。矢气，指放屁。

【原文】

伤寒若吐下不解，至十余日，潮热，不恶寒，如见鬼状，微喘直视，大承气汤主之。第四。<small>用前第二方。</small>

阳明病，多汗，胃中燥，大便鞕，谵语，小承气汤主之。第五。<small>用前第二方。</small>

阳明病，谵语，潮热，脉滑疾者，小承气汤主之。第六。<small>用前第二方。</small>

阳明病，谵语，潮热，不能食，胃中有燥屎，宜大承气汤下之。第七。<small>用前第二方。下有阳明病一证。</small>

汗出谵语，有燥屎在胃中。过经乃可下之，宜大承气汤。第八。<small>用前第二方。下有伤寒病一证。</small>

三阳合病^[1]，腹满，身重，谵语，遗尿，白虎汤主之。第九。<small>四味。</small>

【注释】

[1] 三阳合病：太阳、阳明、少阳同时发病。提示邪气极

盛。因太阳经循行于背部，阳明经循行于腹部，少阳经循行于胁部，邪热客于三阳经时，此三部俱有所苦，尤其以阳明经邪热壅盛最重。

【原文】

二阳并病，太阳证罢，潮热汗出，大便难，谵语者，宜大承气汤。第十。用前第二方。

阳明病，脉浮紧，咽燥，口苦，腹满而喘，发热汗出，恶热身重。若下之，则胃中空虚，客气动膈，心中懊憹，舌上胎者，栀子豉汤主之。第十一。二味。

若渴欲饮水，舌燥者，白虎加人参汤主之。第十二。五味。

若脉浮发热，渴欲饮水，小便不利者，猪苓汤主之。第十三。五味。下有不可与猪苓汤一证。

脉浮迟，表热里寒，下利清谷者，四逆汤主之。第十四。三味。下有二病证。

阳明病，下之，外有热，手足温，不结胸，心中懊憹，不能食，但头汗出，栀子豉汤主之。第十五。用前第十一方。

阳明病，发潮热，大便溏，胸满不去者，与小柴胡汤。第十六。七味。

阳明病，胁下满，不大便而呕，舌上胎者，与小柴胡汤。第十七。用上方。

阳明中风[1]，脉弦浮大，短气腹满，胁下及心痛，鼻干不得汗，嗜卧，身黄，小便难，潮热而哕，与小柴胡汤。第十八。用上方。

脉但浮，无余证[2]者，与麻黄汤。第十九。四味。

【注释】

[1] 阳明中风：说明为阳邪所伤，阳邪易化热而见阳明经腑同病，故脉象上反映表里俱有邪，证候上同时见到表、里证。

[2] 脉但浮，无余证：指脉浮而不见弦大之象，同时没有其他的里证。

【原文】

阳明病，自汗出，若发汗，小便利，津液内竭，虽鞭，不可攻之。须自大便，蜜煎导而通之，若土瓜根^[1]、猪胆汁。第二十。一味。猪胆方附，二味。

阳明病，脉迟，汗出多，微恶寒，表未解，宜桂枝汤。第二十一。五味。

阳明病，脉浮，无汗而喘，发汗则愈，宜麻黄汤。第二十二。用前第十九方。

阳明病，但头汗出，小便不利，身必发黄，茵陈^[2]蒿汤主之。第二十三。三味。

阳明证，喜忘^[3]，必有畜血，大便黑，宜抵当汤下之。第二十四。四味。

【注释】

[1] 土瓜根：土瓜又名王瓜。土瓜根苦寒无毒，富含汁液，捣汁灌肠可通便。

[2] 茵陈：茵陈，草本植物，菊科艾属，多年生草本。蒿的一种，叶生白毛。夏秋之交，开头状花序。茎叶可入药。也作茵陈。《本草经疏》：茵陈，其主风湿寒热，邪气热结，黄疸，通身

发黄，小便不利及头热，皆湿热在阳明、太阴所生病也。苦寒能燥湿除热，湿热去，则诸症自退矣。除湿散热结之要药也。

[3] 喜忘：即善忘。

【原文】

阳明病，下之，心中懊憹而烦，胃中有燥屎者，宜大承气汤。第二十五。用前第二方。下有一病证。

病人烦热，汗出解，如疟状[1]，日晡发热。脉实者，宜大承气汤；脉浮虚者，宜桂枝汤。第二十六。大承气汤用前第二方，桂枝汤用前第二十一方。

大下后，六七日不大便，烦不解，腹满痛，本有宿食[2]，宜大承气汤。第二十七。用前第二方。

病人小便不利，大便乍难乍易，时有微热，宜大承气汤。第二十八。用前第二方。

食谷欲呕，属阳明也，吴茱萸汤主之。第二十九。四味。

【注释】

[1] 如疟状：发病时的某些症状与疟疾类似。
[2] 宿食：指未能消化的食物。

【原文】

太阳病，发热，汗出恶寒，不呕，心下痞，此以医下之也。如不下，不恶寒而渴，属阳明，但以法救之，宜五苓散。第三十。五味。下有二病证。

趺阳脉浮而涩，小便数，大便鞕，其脾为约，麻子仁丸主之。第三十一。六味。

太阳病三日，发汗不解，蒸蒸热者，调胃承气汤主之。第三十二。用前第一方。

伤寒吐后，腹胀满[1]者，与调胃承气汤。第三十三。用前第一方。

【注释】

[1] 腹胀满：此指因腹内有燥屎而致胀满。

【原文】

太阳病，若吐下发汗后，微烦，大便鞕，与小承气汤和之。第三十四。用前第二方。

得病二三日，脉弱[1]，无太阳柴胡证，烦躁，心下鞕，小便利，屎定鞕，宜大承气汤。第三十五。用前第二方。

伤寒六七日，目中不了了[2]，睛不和，无表里证，大便难，宜大承气汤。第三十六。用前第二方。

【注释】

[1] 脉弱：相对脉紧而言，脉象由紧变缓，称之为"脉弱"，提示寒邪化热入里。

[2] 目中不了（liǎo）了：患者自觉视物不分明。刘渡舟注："为患者自觉视物模糊，且其人双眼呆滞，瞳不能转动。"

【原文】

阳明病，发热汗多者，急下之，宜大承气汤。第三十七。用前第二方。

发汗不解，腹满痛者，急下之，宜大承气汤。第三十八。用前第二方。

腹满不减，减不足言，当下之，宜大承气汤。第三十九。<small>用前第二方。</small>

阳明少阳合病，必下利，脉滑而数，有宿食也，当下之，宜大承气汤。第四十。<small>用前第二方。</small>

病人无表里证[1]，发热七八日，脉数，可下之。假令已下，不大便者，有瘀血，宜抵当汤。第四十一。<small>用前第二十四方。下有二病证。</small>

伤寒七八日，身黄如橘色，小便不利，茵陈蒿汤主之。第四十二。<small>用前第二十三方。</small>

伤寒身黄发热，栀子蘖[2]皮汤主之。第四十三。<small>三味。</small>

伤寒瘀热在里，身必黄，麻黄连轺[3]赤小豆汤主之。第四十四。<small>八味。</small>

【注释】

[1]病人无表里证：指既无太阳表证，也无阳明里证。

[2]蘖（niè）：应为蘖之讹字。后文同此。蘖，《本草纲目》李时珍曰："蘖，木名。义未详。俗作黄柏者，省写之讹（è，同"讹"，错误）也。"《唐韵》："俗檗（bò）字。"

钱超尘注：句中"蘖（niè）"字误，当作"蘖（bò）"。我国所藏五部宋本《伤寒论》（中国台北故宫博物院图书文献大楼一部、中国医科大学一部、中国中医科学院一部、上海中医药大学一部、上海图书馆一部）皆误作"蘖（niè）"。这是子目中出现的讹字，宋本《伤寒论》第161条正文作"蘖"，不误。

[3]连轺（yáo）：连翘根。

【原文】

问曰：病有太阳阳明[1]，有正阳阳明[2]，有少阳阳明[3]，何谓也？答曰：太阳阳明者，脾约[4]—云络是也；正阳阳明者，胃家实[5]是也；少阳阳明者，发汗利小便已，胃中燥烦实，大便难是也。

【注释】

[1] 太阳阳明：太阳表证未解兼有大便干结不下的阳明里证，称之为"太阳阳明"。太阳阳明多见脾约。

[2] 正阳阳明：阳明本身病变而导致的胃家实证，称之为"正阳阳明"。可能是阳明之邪传腑所致，亦可能是宿食化热，燥结成实所致。

[3] 少阳阳明：少阳病传变而形成的阳明病，称之为"少阳阳明"。由于医者误汗或误利小便而耗伤津液，胃肠津亏干燥，腑气不通而大便困难，形成阳明病。

[4] 脾约：因胃肠燥热，损伤津液，使脾不能为胃行津液，以致大便秘结，故称之为"脾约"。

[5] 胃家实：肠实胃满，胃肠虚实交替的生理功能失司，肠胃中有燥屎凝结成实的一种病变。

【原文】

阳明之为病，胃家实—作寒是也。

问曰：何缘得阳明病？答曰：太阳病，若发汗，若下，若利小便，此亡津液，胃中干燥，因转属阳明。不更衣[1]，内实，大便难者，此名阳明也。

问曰：阳明病外证云何？答曰：身热，汗自出，不恶寒，反恶热也。

问曰：病有得之一日，不发热而恶寒者，何也？答曰：虽得之一日，恶寒将自罢，即自汗出而恶热也。

问曰：恶寒何故自罢？答曰：阳明居中，主土也，万物所归，无所复传[2]，始虽恶寒，二日自止，此为阳明病也。

【注释】

[1] 更衣：大便的委婉说法。成无己注："古人登厕必更衣，不更衣者，通为不大便。"

[2] 无所复传：阳明病多数不发生传变。胃家之实多别无去路，但若阳明之邪位于浅表处且弥漫时，可以发生传变。"无所复传"提示有形之邪可长时间在胃腑凝结，甚至到津亏、正气伤、生命垂危时仍为阳明胃腑之燥热实证。

【原文】

本太阳初得病时，发其汗，汗先出不彻，因转属阳明也。伤寒发热，无汗，呕不能食，而反汗出濈濈然者，是转属阳明也。

伤寒三日，阳明脉大[1]。

【注释】

[1] 脉大：脉大指脉形宽阔洪大，其势如波涛汹涌。

【原文】

伤寒脉浮而缓，手足自温者，是为系在太阴。太阴者，身当发黄，若小便自利者，不能发黄。至七八日大便鞭者，为阳明病也。

伤寒转系阳明者，其人濈然微汗^[1]出也。

【注释】

[1] 微汗：汗出量少。

【原文】

阳明中风，口苦咽干，腹满微喘，发热恶寒，脉浮而紧，若下之，则腹满小便难也。

阳明病，若能食，名中风^[1]；不能食，名中寒^[2]。

阳明病，若中寒者，不能食，小便不利，手足濈然汗出，此欲作固瘕^[3]，必大便初鞕后溏。所以然者，以胃中冷，水谷不别故也。

【注释】

[1] 中风：阳性之邪侵袭人体，易化热，热则消谷，故能食。

[2] 中寒：阴性之邪侵袭人体，易伤胃阳而致其腐熟功能失司，故不能食。

[3] 固瘕（jiǎ）：瘕，中医上指一种腹中结有硬块的病证。固瘕，指胃中虚寒，水谷不消而结积的病证。

【原文】

阳明病，初欲食，小便反不利，大便自调，其人骨节疼，翕翕如有热状，奄然^[1]发狂，濈然汗出而解者，此水不胜谷气，与汗共并，脉紧则愈。

【注释】

[1] 奄（yǎn）然：奄，急遽（jù）、匆促、忽然。奄然，突然。

【原文】

阳明病，欲解时，从申至戌上[1]。

【注释】

[1] 从申至戌上：指申、酉、戌三个时辰，即从 15 时到 21 时之间。阳明胃属燥金，金气在申、酉两个时辰旺盛。

【原文】

阳明病，不能食，攻其热必哕。所以然者，胃中虚冷故也。以其人本虚，攻其热必哕。

阳明病，脉迟，食难用饱，饱则微烦头眩，必小便难，此欲作谷瘅[1]。虽下之，腹满如故。所以然者，脉迟故也。

【注释】

[1] 谷瘅（dǎn）：应为“谷疸”，黄疸病的一种，因水谷不化，湿郁而发，有湿热与寒湿之分。本条文所述应为寒湿类。

【原文】

阳明病，法多汗，反无汗，其身如虫行皮中状者，此以久虚[1]故也。

阳明病，反无汗，而小便利，二三日呕而咳，手足厥者，必苦头痛。若不咳不呕，手足不厥者，头不痛。—云冬阳明。

阳明病，但头眩，不恶寒，故能食而咳，其人咽必痛。若不咳者，咽不痛。—云冬阳明。

【注释】

［1］久虚：因中气虚并非短期内可形成，故仲景将其称之为"久虚"。

【原文】

阳明病，无汗，小便不利，心中懊憹者，身必发黄。

阳明病，被火，额上微汗出，而小便不利者，必发黄。

阳明病，脉浮而紧者，必潮热，发作有时，但浮者，必盗汗出。

阳明病，口燥，但欲漱水，不欲咽者，此必衄。

阳明病，本自汗出，医更重发汗，病已差，尚微烦不了了者，此必大便鞕故也。以亡津液，胃中干燥，故令大便鞕。当问其小便日几行，若本小便日三四行，今日再行，故知大便不久出。今为小便数少，以津液当还[1]入胃中，故知不久必大便也。

【注释】

［1］还：回到。

【原文】

伤寒呕多，虽有阳明证，不可攻之。

阳明病，心下鞕满者，不可攻之。攻之利遂不止者死，利止者愈。

阳明病，面合色赤[1]，不可攻之，必发热。色黄者，小便不利也。

【注释】

[1]面合色赤：满面通红。成无己注："合，通也。阳明病面色通赤者，热在经也。"

【原文】

阳明病，不吐不下[1]，心烦者，可与调胃承气汤。方一。

甘草二两，炙　芒硝半升　大黄四两，清酒洗

上三味，切，以水三升，煮二物至一升，去滓，内芒硝，更上微火一二沸，温顿服之，以调胃气。

【注释】

[1]不吐不下：阳明病，未经吐下两法，亦未自发产生吐下症状。

【原文】

阳明病，脉迟，虽汗出不恶寒者，其身必重，短气，腹满而喘，有潮热者，此外欲解，可攻里也。手足濈然汗出者，此大便已鞕也，大承气汤主之。若汗多，微发热恶寒者，外未解也，一法与桂枝汤，其热不潮，未可与承气汤。若腹大满不通者，可与小承气汤，微和胃气，勿令至大泄下。大承气汤。方二。

大黄四两，酒洗　厚朴半斤，炙，去皮　枳实五枚，炙　芒硝三合

上四味，以水一斗，先煮二物，取五升，去滓，内大黄，更煮取二升，去滓，内芒硝，更上微火一两沸。分温再服，得下，

余勿服。

小承气汤方

大黄四两　厚朴二两, 炙, 去皮　枳实三枚, 大者, 炙

上三味, 以水四升, 煮取一升二合, 去滓, 分温二服。初服汤当更衣; 不尔者, 尽饮之。若更衣者, 勿服之。

阳明病, 潮热, 大便微鞕者, 可与大承气汤; 不鞕者, 不可与之。若不大便六七日, 恐有燥屎, 欲知之法, 少与小承气汤, 汤入腹中, 转失气者, 此有燥屎也, 乃可攻之。若不转失气者, 此但初头鞕, 后必溏, 不可攻之, 攻之必胀满不能食也。欲饮水者, 与水则哕。其后发热者, 必大便复鞕而少也, 以小承气汤和之。不转失气者, 慎不可攻也。小承气汤。三。用前第二方。

夫实则谵语, 虚则郑声[1]。郑声者, 重语也。直视谵语, 喘满者死, 下利者亦死。

【注释】

[1] 郑声: 中医病名。症状为语言重复, 声音低弱, 若断若续。

【原文】

发汗多, 若重发汗者, 亡其阳。谵语, 脉短[1]者死, 脉自和[2]者不死。

【注释】

[1] 脉短: 脉体短不及寸尺, 多为气血津液耗竭所致。
[2] 脉自和: 即脉证相符的情况。提示正气不虚尚能与邪相争, 仍可病愈。

【原文】

伤寒若吐若下后不解，不大便五六日，上至十余日，日晡所发潮热，不恶寒，独语如见鬼状。若剧者，发则不识人，循衣摸床[1]，惕而不安一云顺衣妄撮，怵惕[2]不安，微喘直视，脉弦者生，涩者死。微者，但发热谵语者，大承气汤主之。若一服利，则止后服。四。用前第二方。

【注释】

[1]循衣摸床：患者神志不清时，两手不自主地反复摸弄衣被床帐，与"捻衣摸床"同。

[2]怵（chù）惕（tì）：恐惧。

【原文】

阳明病，其人多汗，以津液外出，胃中燥，大便必鞕，鞕则谵语，小承气汤主之。若一服谵语止者，更莫复服[1]。五。用前第二方。

【注释】

[1]更莫复服：不要再继续服药。小承气汤的使用遵循中病即止的原则。

【原文】

阳明病，谵语，发潮热，脉滑而疾者，小承气汤主之。因与承气汤一升，腹中转气者，更服一升，若不转气者，勿更与之。明日又不大便，脉反微涩者，里虚也，为难治，不可更与承气汤

也。六。_{用前第二方。}

阳明病，谵语有潮热，反不能食者，胃中必有燥屎五六枚
也；若能食者，但鞕耳，宜大承气汤下之。七。_{用前第二方。}

阳明病，下血谵语者，此为热入血室。但头汗出者，刺期
门，随其实而泻之，濈然汗出则愈。

汗_{汗，一作卧}出谵语者，以有燥屎在胃中，此为风也，须下者，
过经乃可下之。下之若早，语言必乱，以表虚里实故也。下之
愈，宜大承气汤。八。_{用前第二方，一云大柴胡汤。}

伤寒四五日，脉沉而喘满，沉为在里，而反发其汗，津液越
出，大便为难，表虚里实，久则谵语。

三阳合病，腹满身重，难以转侧，口不仁[1]，面垢[2]<sub>又作枯，
一云向经</sub>，谵语，遗尿，发汗则谵语，下之则额上生汗，手足逆冷。
若自汗出者，白虎汤主之。方九。

知母_{六两}　石膏_{一斤，碎}　甘草_{二两，炙}　粳米_{六合}

上四味，以水一斗，煮米熟汤成，去滓。温服一升，日
三服。

【注释】

[1] 口不仁：口中麻木，知觉减退。
[2] 面垢：面部如有油垢而不干净。

【原文】

二阳并病，太阳证罢，但发潮热，手足絷絷汗出，大便难而
谵语者，下之则愈，宜大承气汤。十。_{用前第二方。}

阳明病，脉浮而紧，咽燥口苦，腹满而喘，发热汗出，不恶
寒反恶热，身重。若发汗则躁，心愦愦[1]_{公对切}反谵语。若加温

针，必怵惕烦躁不得眠。若下之，则胃中空虚，客气动膈，心中懊憹，舌上胎者，栀子豉汤主之。方十一。

肥栀子十四枚，擘　香豉四合，绵裹

上二味，以水四升，煮栀子，取二升半，去滓，内豉，更煮取一升半，去滓。分二服，温进一服，得快吐者，止后服。

【注释】

[1] 愦愦（kuì）：混乱不安；糊涂。

【原文】

若渴欲饮水，口干舌燥者，白虎加人参汤主之。方十二。

知母六两　石膏一斤，碎　甘草二两，炙　粳米六合　人参三两

上五味，以水一斗，煮米熟汤成，去滓。温服一升，日三服。

若脉浮发热，渴欲饮水，小便不利者，猪苓汤主之。方十三。

猪苓去皮　茯苓　泽泻　阿胶　滑石碎，各一两

上五味，以水四升，先煮四味，取二升，去滓，内阿胶烊消，温服七合，日三服。

阳明病，汗出多而渴者，不可与猪苓汤，以汗多胃中燥，猪苓汤复利其小便故也。

脉浮而迟，表热里寒，下利清谷者，四逆汤主之。方十四。

甘草二两，炙　干姜一两半　附子一枚，生用，去皮，破八片

上三味，以水三升，煮取一升二合，去滓，分温二服。强人可大附子一枚，干姜三两。

若胃中虚冷，不能食者，饮水则哕[1]。

【注释】

［1］饮水则哕：若饮水，因水寒之邪内抑胃阳，导致胃中虚寒更甚，胃气不降则哕。

【原文】

脉浮发热，口干鼻燥，能食者则衄。

阳明病，下之，其外有热，手足温，不结胸，心中懊憹，饥不能食，但头汗出者，栀子豉汤主之。十五。用前第十一方。

阳明病，发潮热，大便溏，小便自可[1]，胸胁满不去者，与小柴胡汤。方十六。

柴胡半斤　黄芩三两　人参三两　半夏半升，洗　甘草三两，炙　生姜三两，切　大枣十二枚，擘

上七味，以水一斗二升，煮取六升，去滓，再煎取三升。温服一升，日三服。

阳明病，胁下鞕满，不大便而呕，舌上白胎者，可与小柴胡汤。上焦得通，津液得下，胃气因和，身濈然汗出而解。十七。用上方。

【注释】

［1］小便自可：小便正常。

【原文】

阳明中风，脉弦浮大而短气，腹都满，胁下及心痛，久按之气不通，鼻干，不得汗，嗜卧，一身及目悉黄，小便难，有潮热，时时哕，耳前后肿，刺之小差[1]，外不解，病过十日，脉续

浮者，与小柴胡汤。十八。用上方。

【注释】

[1] 小差：稍有好转。

【原文】

脉但浮，无余证者，与麻黄汤。若不尿，腹满加哕者，不治。麻黄汤。方十九。

麻黄三两，去节　桂枝二两，去皮　甘草一两，炙　杏仁七十个，去皮尖

上四味，以水九升，煮麻黄，减二升，去白沫，内诸药，煮取二升半，去滓。温服八合，覆取微似汗。

阳明病，自汗出，若发汗，小便自利者，此为津液内竭，虽鞕不可攻之，当须自欲大便，宜蜜煎导而通之。若土瓜根及大猪胆汁，皆可为导。二十。

蜜煎方

食蜜七合

上一味，于铜器内，微火煎，当须凝如饴状，搅之勿令焦着，欲可丸，并手捻作挺[1]，令头锐，大如指，长二寸许。当热时急作，冷则鞕。以内谷道[2]中，以手急抱，欲大便时乃去之。疑非仲景意，已试甚良。

又大猪胆一枚，泻汁，和少许法醋[3]，以灌谷道内，如一食顷，当大便出宿食恶物，甚效。

【注释】

[1] 挺：量词，同根。
[2] 谷道：肛门。

　　［3］法醋：按官府法定标准酿造的食用米醋。

【原文】

　　阳明病，脉迟，汗出多，微恶寒者，表未解也，可发汗，宜桂枝汤。方二十一。

　　桂枝三两，去皮　芍药三两　生姜三两　甘草二两，炙　大枣十二枚，擘

　　上五味，以水七升，煮取三升，去滓，温服一升，须臾啜热稀粥一升，以助药力取汗。

　　阳明病，脉浮，无汗而喘者，发汗则愈，宜麻黄汤。二十二。用前第十九方。

　　阳明病，发热汗出者，此为热越[1]，不能发黄也。但头汗出，身无汗，剂颈而还，小便不利，渴引水浆[2]者，此为瘀热在里，身必发黄，茵陈蒿汤主之。方二十三。

　　茵陈蒿六两　栀子十四枚，擘　大黄二两，去皮

　　上三味，以水一斗二升，先煮茵陈，减六升，内二味，煮取三升，去滓，分三服。小便当利，尿如皂荚汁状，色正赤，一宿腹减，黄从小便去也。

【注释】

　　［1］热越：热邪向外发散。
　　［2］水浆：泛指多种饮品，如水、果汁等。

【原文】

　　阳明证，其人喜忘者，必有蓄血。所以然者，本有久瘀血，故令喜忘。屎虽鞕，大便反易，其色必黑者，宜抵当汤下之。方二十四。

水蛭熬　虻虫去翅足，熬，各三十个　大黄三两，酒洗　桃仁二十个，去皮尖及两人者

上四味，以水五升，煮取三升，去滓，温服一升，不下更服。

阳明病，下之，心中懊憹而烦，胃中有燥屎者，可攻。腹微满，初头鞕，后必溏，不可攻之。若有燥屎者，宜大承气汤。二十五。用前第二方。

病人不大便五六日，绕脐痛[1]，烦躁，发作有时者，此有燥屎，故使不大便也。

【注释】

[1]绕脐痛：脐周腹部疼痛。这是肠中有燥屎，阻塞气机，腑气不通的表现。

【原文】

病人烦热，汗出则解，又如疟状，日晡所发热者，属阳明也。脉实者，宜下之；脉浮虚者，宜发汗。下之与大承气汤，发汗宜桂枝汤。二十六。大承气汤用前第二方，桂枝汤用前第二十一方。

大下后，六七日不大便，烦不解，腹满痛者，此有燥屎也。所以然者，本有宿食故也，宜大承气汤。二十七。用前第二方。

病人小便不利，大便乍难乍易，时有微热，喘冒一作怫郁不能卧者，有燥屎也，宜大承气汤。二十八。用前第二方。

食谷欲呕，属阳明也，吴茱萸汤主之。得汤反剧者，属上焦也[1]。吴茱萸汤。方二十九。

吴茱萸一升，洗　人参三两　生姜六两，切　大枣十二枚，擘

上四味，以水七升，煮取二升，去滓，温服七合，日三服。

【注释】

[1]属上焦也：其病证为位于上焦的胸膈有热而导致的胃寒。

【原文】

太阳病，寸缓关浮尺弱，其人发热汗出，复恶寒，不呕，但心下痞者，此以医下之也。如其不下者，病人不恶寒而渴者，此转属阳明也。小便数者，大便必鞕，不更衣十日，无所苦也。渴欲饮水，少少与之，但以法救之。渴者，宜五苓散。方三十。

猪苓去皮　白术　茯苓各十八铢　泽泻一两六铢　桂枝半两,去皮

上五味，为散，白饮和服方寸匕，日三服。

脉阳微而汗出少者，为自和一作如也，汗出多者，为太过。阳脉实，因发其汗，出多者，亦为太过。太过者，为阳绝于里[1]，亡津液，大便因鞕也。

【注释】

[1]阳绝于里：津液亡于外，而阳热独盛于里。

【原文】

脉浮而芤，浮为阳，芤为阴，浮芤相抟，胃气生热，其阳则绝[1]。

【注释】

[1]其阳则绝：阳盛灼阴，阴液虚损，不能和阳，则阳更加亢盛而阻绝于里。

【原文】

跌阳脉浮而涩，浮则胃气强，涩则小便数，浮涩相抟，大便则鞕，其脾为约，麻子仁丸主之。方三十一。

麻子仁二升 芍药半斤 枳实半斤，炙 大黄一斤，去皮 厚朴一尺，炙，去皮 杏仁一升，去皮尖，熬，别作脂

上六味，蜜和丸如梧桐子大，饮服十丸，日三服，渐加，以知^[1]为度。

【注释】

[1] 知：愈。

【原文】

太阳病三日，发汗不解，蒸蒸发热者，属胃也，调胃承气汤主之。三十二。用前第一方。

伤寒吐后，腹胀满者，与调胃承气汤。三十三。用前第一方。

太阳病，若吐若下若发汗后，微烦，小便数，大便因鞕者，与小承气汤和之，愈。三十四。用前第二方。

得病二三日，脉弱，无太阳柴胡证，烦躁，心下鞕，至四五日，虽能食，以小承气汤，少少与，微和之，令小安，至六日，与承气汤一升。若不大便六七日，小便少者，虽不受食一云不大便，但初头鞕，后必溏，未定成鞕，攻之必溏；须小便利，屎定鞕，乃可攻之，宜大承气汤。三十五。用前第二方。

伤寒六七日，目中不了了，睛不和，无表里证，大便难，身微热者，此为实也，急下之，宜大承气汤。三十六。用前第二方。

阳明病，发热汗多者，急下之，宜大承气汤。三十七。用前第

二方。一云大柴胡汤。

发汗不解，腹满痛者，急下之，宜大承气汤。三十八。_{用前第}二方。

腹满不减，减不足言，当下之，宜大承气汤。三十九。_{用前第}二方。

阳明少阳合病，必下利，其脉不负^[1]者，为顺^[2]也。负者，失也，互相克贼^[3]，名为负也。脉滑而数者，有宿食也，当下之，宜大承气汤。四十。_{用前第二方。}

【注释】

[1] 负：脉象提示正气已虚，病难愈。

[2] 顺：脉象提示正气仍存，病易愈。

[3] 克贼：以五行乘侮关系而论，属相克而致病者，称为"贼"。若木虚土乘，可称为"互相克贼"。

【原文】

病人无表里证，发热七八日，虽脉浮数者，可下之。假令已下，脉数不解，合热则消谷喜饥，至六七日不大便者，有瘀血，宜抵当汤。四十一。_{用前第二十四方。}

若脉数不解，而下不止，必协热便脓血也。

伤寒发汗已，身目为黄，所以然者，以寒湿_{一作温}在里不解故也，以为不可下也，于寒湿中求之^[1]。

伤寒七八日，身黄如橘子色，小便不利，腹微满者，茵陈蒿汤主之。四十二。_{用前第二十三方。}

【注释】

［1］于寒湿中求之：可通过温中散寒的方法以除湿。

【原文】

伤寒身黄发热，栀子檗皮汤主之。方四十三。

肥栀子十五个，擘　甘草一两，炙　黄檗二两

上三味，以水四升，煮取一升半，去滓，分温再服。

伤寒瘀热在里，身必黄，麻黄连轺赤小豆汤主之。方四十四。

麻黄二两，去节　连轺二两，连翘根是　杏仁四十个，去皮尖　赤小豆一升　大枣十二枚，擘　生梓白皮[1]切，一升　生姜二两，切　甘草二两，炙

上八味，以潦水[2]一斗，先煮麻黄再沸，去上沫，内诸药，煮取三升，去滓，分温三服，半日服尽。

【注释】

［1］梓白皮：别名梓皮、梓木白皮，属紫薇科，为植物梓的根皮或树的韧皮部。《名医别录》云："疗目中疾。""主吐逆胃反，去三虫，小儿热疮，身头热烦蚀疮，汤浴之，并封薄、散敷。"

［2］潦（lǎo）水：潦，积水。地上积留的雨水，古人称之为"无根之水"，认为其无根味薄，不助湿气。

辨少阳病脉证并治第九

方一首，并见三阳合病法。

本篇主要论述了以口苦、咽干、目眩为主证的少阳腑证，以往来寒热、胸胁苦满等为主证的少阳经证，以及少阳病之禁法。全篇仅小柴胡汤一方，提示此为正治之法。因少阳病外可及太阳，内可及阳明，故其变证多载于太阳病、阳明病篇中，在此不做重复，可与前文对照合参，以观少阳证治的全貌。

【原文】

太阳病不解，转入少阳，胁下鞕满，干呕不能食，往来寒热，尚未吐下，脉沉紧者，与小柴胡汤。第一。七味。

【原文】

少阳之为病，口苦、咽干、目眩也。

少阳中风[1]，两耳无所闻，目赤，胸中满而烦者，不可吐下，吐下则悸而惊。

【注释】

[1]少阳中风：指风邪侵扰少阳经。

【原文】

伤寒，脉弦细，头痛发热者，属少阳。少阳不可发汗，发汗则谵语，此属胃，胃和则愈，胃不和，烦而悸—云躁。

本太阳病不解，转入少阳者，胁下鞕满，干呕不能食，往来寒热，尚未吐下，脉沉紧者，与小柴胡汤。方一。

柴胡八两　人参三两　黄芩三两　甘草三两，炙　半夏半升，洗　生姜三两，切　大枣十二枚，擘

上七味，以水一斗二升，煮取六升，去滓，再煎取三升。温服一升，日三服。

若已吐下、发汗、温针，谵语，柴胡汤证罢，此为坏病。知犯何逆，以法治之。

三阳合病，脉浮大，上关上[1]，但欲眠睡，目合则汗[2]。

【注释】

[1] 上关上：在关上部位脉浮最为明显，此反映阳热之邪极其壅盛。

[2] 目合则汗：指盗汗。

【原文】

伤寒六七日，无大热，其人躁烦者，此为阳去入阴[1]故也。

【注释】

[1] 阳去入阴：即邪已入里。

【原文】

伤寒三日[1]，三阳为尽，三阴当受邪，其人反能食而不呕，此为三阴不受邪也。

伤寒三日，少阳脉小者，欲已也。

【注释】

［1］三日：为约数，非实指。

【原文】

少阳病，欲解时，从寅至辰上[1]。

【注释】

［1］从寅至辰上：指寅、卯、辰三个时辰，即从 3 时到 9 时。少阳属生发之气，郁则发病，不郁则病解。寅卯辰这三个时辰，正好是阳气升发之时，因此少阳病处于邪衰之后，多在此期间得天阳相助，症状消退。

伤寒论卷第六

辨太阴病脉证并治第十

合三法，方三首。

本篇共九条，主要论述了三个方面内容。包括太阴病的主证、病机、性质、治则及误治的变证；太阴病的兼变证；太阴病的预后及不同的转归。以提纲阐释其主证与病机，提示太阴病的关键病机是"脏有寒"，即脾阳虚弱，寒湿中阻。提出治则"当温之"，当温中健脾燥湿，宜用"四逆辈"。同时论述太阴病的兼变证，提示后人治疗时应当全面兼顾。

【原文】

太阴病，脉浮，可发汗，宜桂枝汤。第一。五味。前有太阴病三证。

自利不渴者，属太阴，以其脏寒故也，宜服四逆辈。第二。下有利自止一证。

本太阳病，反下之，因腹满痛，属太阴，桂枝加芍药汤主之；大实痛者，桂枝加大黄汤主之。第三。桂枝加芍药汤，五味；加大黄汤，六味。减大黄、芍药法附。

【原文】

太阴之为病，腹满[1]而吐，食不下，自利益甚，时腹自痛。

若下之，必胸下结鞭[2]。

【注释】

[1]腹满：按之柔软不痛，有别于阳明实证腹满。

[2]胸下结鞭：胸下即胃脘部，指胃脘部痞结胀硬。

【原文】

太阴中风，四肢烦疼[1]，阳微阴涩[2]而长[3]者，为欲愈。

【注释】

[1]四肢烦疼：四肢酸疼，烦扰不宁。《伤寒溯源集》："言四肢酸疼而烦扰无措也。"

[2]阳微阴涩：此处指脉象。阴阳指脉象之浮取沉取。阳微阴涩，即指脉浮取微、沉取涩。《伤寒溯源集》："言脉轻取则微，重取则涩也。"

[3]长：长脉，脉长于本位，首尾端直。长脉为阳脉，阴病中出现阳脉是机体逐渐好转而能够抵抗疾病的征象。《素问·脉要精微论》："长则气治。"《注解伤寒论》："长者阳也，阴病见阳脉则生。"

【原文】

太阴病，欲解时，从亥至丑上[1]。

【注释】

[1]从亥至丑上：亥时指晚9点钟至11点钟；丑时指凌晨1点钟至3点钟。至丑上，《玉函》卷四作"尽丑"。

脾为阴中之至阴，主旺于亥子丑时。故太阴病在亥时至丑时将愈。《注解伤寒论》："脾为阴土。王于丑、亥、子，向阳。"

【原文】

太阴病，脉浮者，可发汗[1]，宜桂枝汤。方一。

桂枝三两，去皮　芍药三两　甘草二两，炙　生姜三两，切　大枣十二枚，擘

上五味，以水七升，煮取三升，去滓，温服一升。须臾啜热稀粥一升，以助药力，温覆取汗。

【注释】

[1] 脉浮者，可发汗：脉浮，表示邪气在表，故可用汗法。《注解伤寒论》："太阴病脉浮者，邪在经也，故当汗散之。"

【原文】

自利不渴[1]者，属太阴，以其脏有寒[2]故也，当温之，宜服四逆辈[3]。二。

【注释】

[1] 自利不渴：脾阳虚弱，运化失职，故出现自利；仅为中焦脾胃阳虚，寒湿内停，故不渴。

[2] 有寒：指脾脏虚寒。

[3] 四逆辈：辈，作"类"字解。此处指四逆汤、理中汤一类方剂。

【原文】

伤寒脉浮而缓[1]，手足自温[2]者，系在太阴。太阴当发身黄，若小便自利者，不能发黄。至七八日，虽暴烦下利日十余行，必自止[3]，以脾家实[4]，腐秽[5]当去故也。

【注释】

[1] 脉浮而缓：脉浮为太阴主脉之一，兼有缓脉则为感邪所致。

[2] 手足自温：手足温温发热如常。

[3] 至七八日，虽暴烦下利日十余行，必自止：暴，突然。患太阴病七八日，突然烦扰不宁，继而下利日十余行，下利必自止而愈。

[4] 脾家实：实，此处指正气充实。脾家实，即脾阳恢复，脾气和。

[5] 腐秽：指肠中腐败秽浊之物。

【原文】

本太阳病，医反下之[1]，因尔腹满时痛[2]者，属太阴也，桂枝加芍药汤主之。大实痛[3]者，桂枝加大黄汤主之。三。

桂枝加芍药汤方

桂枝三两,去皮　芍药六两　甘草二两,炙　大枣十二枚,擘　生姜三两,切

上五味，以水七升，煮取三升，去滓，温分三服。本云桂枝汤，今加芍药。

桂枝加大黄汤方

桂枝三两，去皮　大黄二两　芍药六两　生姜三两，切　甘草二两，炙　大枣十二枚，擘

上六味，以水七升，煮取三升，去滓。温服一升，日三服。

【注释】

[1] 医反下之：太阳病为表证，表邪未解，误用下法，故曰"反"。

[2] 腹满时痛：因误用下法，邪气乘虚传于太阴，误伤脾脏，脾伤则太阴经脉气血不和，气机壅滞则腹满；经脉不通则腹痛。具体表现为腹痛时轻时重，喜温喜按。

[3] 大实痛：腹痛剧烈，疼痛拒按。脾络瘀滞较重，不通则痛。

【原文】

太阴为病，脉弱[1]，其人续自便利，设当行大黄芍药者，宜减之，以其人胃气弱，易动[2]故也。下利者，先煎芍药三沸。

【注释】

[1] 脉弱：脾阳虚弱，鼓动无力所致。

[2] 易动：容易发作，即易泄利不止。

辨少阴病脉证并治第十一

合二十三法，方一十九首。

本篇系统论述了外感热病后期心肾虚衰、气血不足的病理变化及其相应的治法方药。少阴包括手少阴心及其经脉和足少阴肾及其经脉。在生理情况下，心火在上，肾水在下，心火下温于肾，使肾水不寒，肾水上奉于心，使心火不亢，所谓心肾相交，水火既济，以维持人体的阴阳动态平衡。若病至少阴，心肾受病，可导致人体阴阳平衡，出现水火不济、心肾不交之证。

少阴病是外感病发展过程中的危重阶段。病至少阴，心肾阴阳气血俱虚，以全身性虚寒、虚热或阳郁证为主要特征。其病位在里，病性多属阴、属虚、属寒。故寒化为其常见病，也是本篇论述的重点。

少阴病以"脉微细，但欲寐"为提纲，揭示出邪入少阴，心肾阴阳俱虚，而以肾阳虚衰为主的病理特征。少阴病的分类，根据病性的不同，又分为少阴寒化证、少阴热化证和少阴阳郁证。少阴病的治法，总以扶正为要。少阴病本证寒化证宜回阳救逆；热化证宜养阴清热；阳郁致厥证，宜调畅气机、透达郁阳。其兼变证仍需本着辨证论治的原则。

【原文】

少阴病，始得之，发热脉沉者，麻黄细辛附子汤主之。第一。三味。前有少阴病二十证。

少阴病，二三日，麻黄附子甘草汤微发汗。第二。三味。

少阴病，二三日以上，心烦不得卧，黄连阿胶汤主之。第三。五味。

少阴病，一二日，口中和^[1]，其背恶寒，附子汤主之。第四。五味。

【注释】

［1］口中和：即无口苦或口燥渴的感觉。

【原文】

少阴病，身体痛，手足寒，骨节痛，脉沉者，附子汤主之。第五。用前第四方。

少阴病，下利便脓血者，桃花汤主之。第六。三味。

少阴病，二三日至四五日，腹痛，小便不利，便脓血者，桃花汤主之。第七。用前第六方。下有少阴病一证。

少阴病，吐利，手足逆冷，烦躁欲死者，吴茱萸汤主之。第八。四味。

少阴病，下利咽痛，胸满心烦者，猪肤汤主之。第九。三味。

少阴病，二三日，咽痛，与甘草汤；不差，与桔梗汤。第十。甘草汤，一味。桔梗汤，二味。

少阴病，咽中生疮，不能语言，声不出者，苦酒汤主之。第十一。三味。

少阴病，咽痛，半夏散及汤主之。第十二。三味。

少阴病，下利，白通汤主之。第十三。三味。

少阴病，下利，脉微，与白通汤。利不止，厥逆无脉，干呕者，白通加猪胆汁汤主之。第十四。白通汤用前第十三方。加猪胆汁汤，五味。

少阴病，至四五日，腹痛，小便不利，四肢沉重疼痛，自下利，真武汤主之。第十五。五味。加减法附。

少阴病，下利清谷，里寒外热，手足厥逆，脉微欲绝，恶寒，或利止，脉不出，通脉四逆汤主之。第十六。三味。加减法附。

少阴病，四逆，或咳，或悸，四逆散主之。第十七。四味。加减法附。

少阴病，下利六七日，咳而呕渴，烦不得眠，猪苓汤主之。第十八。五味。

少阴病，二三日，口燥咽干者，宜大承气汤。第十九。四味。

少阴病，自利清水，心下痛，口干者，宜大承气汤。第二十。用前第十九方。

少阴病，六七日，腹满不大便，宜大承气汤。第二十一。用前第十九方。

少阴病，脉沉者，急温之，宜四逆汤。第二十二。三味。

少阴病，食入则吐，心中温温欲吐，手足寒，脉弦迟，当温之，宜四逆汤。第二十三。用前第二十二方。下有少阴病一证。

【原文】

少阴之为病，脉微细[1]，但欲寐[2]也。

【注释】

[1] 脉微细：《血证论》云，"'微'是肾之精气虚，'细'是心之血虚"。阳气衰微，鼓动无力，故脉微；阴血不足，脉道不充，故脉细。

[2] 但欲寐：精神萎靡，似睡非睡的状态。

【原文】

少阴病，欲吐不吐[1]，心烦，但欲寐[2]，五六日自利而渴者，属少阴也，虚故引水自救。若小便色白[3]者，少阴病形悉具。小便白者，以下焦[4]虚有寒，不能制水，故令色白也。

【注释】

[1] 欲吐不吐：想吐而又无物可吐出。

[2] 心烦，但欲寐：阴盛于下，虚阳上扰则心烦；少阴阳虚已甚，神疲不支，故欲寐。

[3] 小便色白：小便色清而不黄。

[4] 下焦：此处指肾脏。

【原文】

病人脉阴阳俱紧[1]，反汗出者[2]，亡阳也，此属少阴，法当咽痛而复吐利。

【注释】

[1] 脉阴阳俱紧：即寸、关、尺三部俱紧。

[2] 反汗出者：脉阴阳俱紧，应为阴寒极甚，不应有汗，反汗出提示阳虚不固，为亡阳。

【原文】

少阴病，咳而下利，谵语者，被火气劫[1]故也，小便必难，以强责少阴汗[2]也。

【注释】

［1］被火气劫：劫，作逼迫解；被火气劫，即被火邪所伤。

［2］强责少阴汗：指不当发汗而强用发汗的方式。

【原文】

少阴病，脉细沉数，病为在里，不可发汗。

少阴病，脉微[1]，不可发汗，亡阳故也。阳已虚，尺脉弱涩[2]者，复不可下之。

【注释】

［1］脉微：脉微如丝，按若无，主虚证。

［2］脉弱涩：弱，脉来细软而沉，多见于气血不足的虚证；涩，脉来艰涩，如轻刀刮竹。

【原文】

少阴病，脉紧[1]，至七八日，自下利，脉暴微[2]，手足反温，脉紧反去[3]者，为欲解也，虽烦下利，必自愈。

【注释】

［1］脉紧：绷急弹指，状如牵绳转索，多见于实寒证、疼痛和食积等。

［2］脉暴微：指脉紧突然变为微弱。

［3］脉紧反去：脉紧反而消失。

【原文】

少阴病，下利，若利自止，恶寒而蜷卧[1]，手足温者，可治。

【注释】

[1]蜷卧：即蜷屈而卧，形容患者极为恶寒。

【原文】

少阴病，恶寒而蜷，时自烦，欲去衣被[1]者，可治。

【注释】

[1]时自烦，欲去衣被：阳气来复与阴邪相争，故"时自烦，欲去衣被"。

【原文】

少阴中风，脉阳微阴浮[1]者，为欲愈。

【注释】

[1]脉阳微阴浮：此处"阳""阴"分别指寸脉、尺脉。

【原文】

少阴病，欲解时，从子至寅上[1]。

【注释】

[1]从子至寅（yín）上：子，晚11点钟至凌晨1点钟；寅，凌晨3点钟至5点钟。阳气生于子时，子为一阳，丑为二

阳，寅为三阳，阴得阳则解，故少阴病在此将解。

【原文】

少阴病，吐利，手足不逆冷[1]，反发热者，不死。脉不至者
至，一作足，灸少阴[2]七壮[3]。

【注释】

[1] 手足不逆冷：少阴病有阳则生，手足不逆冷指阳气尚未
完全衰竭。

[2] 少阴：此处指少阴经脉上的穴位。

[3] 七壮：每艾灸一炷为一壮，七壮即灸七个艾炷。

【原文】

少阴病，八九日，一身手足尽热者，以热在膀胱，必便
血[1]也。

【注释】

[1] 必便血：便血有二说，一指尿血，一指大便血。明·方
有执曰："热在膀胱，太阳多血，肾司开合，阴主下降，故热乱则
血出于二便也。"

【原文】

少阴病，但厥无汗[1]，而强发之，必动其血[2]，未知从何道
出，或从口鼻，或从目出者，是名下厥上竭[3]，为难治。

【注释】

[1]但厥无汗：阳气衰微，不能温煦四肢，亦难蒸发作汗。

[2]必动其血：强发其汗，扰动营血。

[3]下厥上竭：阳亡于下，厥从上起，故称下厥，阴涸于上，血从上出，故称上竭。

【原文】

少阴病，恶寒，身蜷而利，手足逆冷[1]者，不治。

【注释】

[1]手足逆冷：指手足四肢自下而上冷至肘膝，其冷由四肢末端逆行而上的现象。

【原文】

少阴病，吐利躁烦[1]，四逆[2]者，死。

【注释】

[1]躁烦：《玉函经》中"躁烦"作"烦躁"，烦躁不宁。

[2]四逆：四肢逆冷，为阴盛土败，阳气垂绝的表现。

【原文】

少阴病，下利止而头眩，时时自冒[1]者，死。

【注释】

[1]自冒：冒者，如以有物冒首之状，这里指眼发昏黑，目

无所见的昏晕而言。

【原文】

少阴病，四逆，恶寒而身蜷，脉不至[1]，不烦而躁[2]者，死一作吐利而躁逆者死。

【注释】

[1] 脉不至：此处"脉不至"为阳虚阴盛之征，真阳虚极，无力鼓动，则其脉不至。

[2] 不烦而躁：烦属阳，躁属阴，胸中热郁不安为烦，手足扰动不宁为躁。《注解伤寒论》："不烦而躁，是气欲脱而争也，譬犹灯将灭而暴明，其能久乎。"

【原文】

少阴病，六七日，息高[1]者死。

【注释】

[1] 息高：呼吸短促，不能下达胸腹，呈吸气、呼气多之现象。清·程应旄曰："息高者，生气已绝于下而不复纳，故游息仅呼于上而无所吸也。"

【原文】

少阴病，脉微细沉，但欲卧，汗出不烦[1]，自欲吐[2]，至五六日自利，复烦躁，不得卧寐者[3]，死。

【注释】

［1］汗出不烦：烦，属阳。汗出不烦，乃阳气外亡。

［2］自欲吐：此为胃虚寒而阴邪上逆。

［3］复烦躁，不得卧寐者：复烦躁，为寒邪逼脏，真寒反为假热。不得卧寐，为真阳被逼，无所归而阳气外脱，主死证。

【原文】

少阴病，始得之，反发热脉沉者，麻黄细辛附子汤主之。方一。

麻黄二两,去节　细辛二两　附子一枚,炮,去皮,破八片

上三味，以水一斗，先煮麻黄，减二升，去上沫，内诸药，煮取三升，去滓，温服一升，日三服。

少阴病，得之二三日，麻黄附子甘草汤，微发汗。以二三日无证[1]，故微发汗也。方二。

麻黄二两,去节　甘草二两,炙　附子一枚,炮,去皮,破八片

上三味，以水七升，先煮麻黄一两沸，去上沫，内诸药，煮取三升，去滓，温服一升，日三服。

【注释】

［1］无证：《玉函经》作"无里证"。无里证，指无吐利等里虚寒证。

【原文】

少阴病，得之二三日以上，心中烦，不得卧[1]，黄连阿胶汤主之。方三。

黄连四两　黄芩二两　芍药二两　鸡子黄二枚　阿胶三两。一云三挺

上五味，以水六升，先煮三物，取二升，去滓，内胶烊尽，小冷，内鸡子黄，搅令相得，温服七合，日三服。

【注释】

[1] 不得卧：心中烦躁，入睡困难。

【原文】

少阴病，得之一二日，口中和，其背恶寒者，当灸之，附子汤主之。方四。

附子二枚，炮，去皮，破八片　茯苓三两　人参二两　白术四两　芍药三两

上五味，以水八升，煮取三升，去滓，温服一升，日三服。

少阴病，身体痛，手足寒，骨节痛，脉沉者[1]，附子汤主之。五。用前第四方。

少阴病，下利便脓血[1]者，桃花汤主之。方六。

赤石脂一斤，一半全用，一半筛末　干姜一两　粳米一升

上三味，以水七升，煮米令熟，去滓，温服七合，内赤石脂末方寸匕，日三服。若一服愈，余勿服。

【注释】

[1] 下利便脓血：下利日久，肾阳愈衰，下焦失于固摄，以致滑脱不禁，甚则由气及血，气不摄血，而致下利脓血。《注解伤寒论》："少阴病下利便脓血者，下焦不约而里寒也。"

【原文】

少阴病，二三日至四五日，腹痛[1]，小便不利，下利不止，便脓血[2]者，桃花汤主之。七。用前第六方。

【注释】

[1] 腹痛：少阴病，二三日至四五日寒邪入里更深，虚寒更甚，阳虚阴盛，中焦失运，阴寒凝滞，故腹痛。本证的腹痛是隐隐作痛，痛势绵绵，喜温喜按。

[2] 下利不止，便脓血：脾肾阳衰，失于温化，统摄无力，故下利不止，且夹脓血。《注解伤寒论》："下利不止便脓血者，肠胃虚弱下焦不固也。与桃花汤，固肠止利也。"

【原文】

少阴病，下利便脓血者，可刺[1]。

【注释】

[1] 可刺：可以用针刺的方法治疗。

【原文】

少阴病，吐利，手足逆冷，烦躁欲死[1]者，吴茱萸汤主之。方八。

吴茱萸一升　人参二两　生姜六两，切　大枣十二枚，擘

上四味，以水七升，煮取二升，去滓，温服七合，日三服。

【注释】

[1]烦躁欲死：形容烦躁之甚令病人难以忍受。说明阴寒虽盛，但阳虚尚未至甚，尚能与阴寒之邪剧争。

【原文】

少阴病，下利，咽痛，胸满，心烦，猪肤汤主之。方九。

猪肤[1]一斤

上一味，以水一斗，煮取五升，去滓，加白蜜一升，白粉[2]五合，熬香，和令相得，温分六服。

【注释】

[1]猪肤：去掉内层肥白的猪皮。
[2]白粉：白米粉。

【原文】

少阴病，二三日，咽痛[1]者，可与甘草汤，不差，与桔梗汤。十。

甘草汤方

甘草二两

上一味，以水三升，煮取一升半，去滓，温服七合，日二服。

桔梗汤方

桔梗一两　甘草二两

上二味，以水三升，煮取一升，去滓，温分再服。

【注释】

[1]咽痛：此处指少阴邪热客于咽喉所致的疼痛。

【原文】

少阴病，咽中伤，生疮[1]，不能语言，声不出者，苦酒汤主之。方十一。

半夏洗，破如枣核，十四枚　鸡子一枚，去黄，内上苦酒[2]，着鸡子壳中

上二味，内半夏，着苦酒中，以鸡子壳置刀环中，安火上，令三沸，去滓，少少含咽之，不差，更作三剂。

【注释】

[1]生疮：即喉部发生疮疡，如喉蛾、喉痹等。
[2]苦酒：即米醋。

【原文】

少阴病，咽中痛[1]，半夏散及汤主之。方十二。
半夏洗　桂枝去皮　甘草炙

上三味，等分，各别捣筛已，合治之，白饮和服方寸匕，日三服。若不能散服者，以水一升，煎七沸，内散两方寸匕，更煮三沸，下火，令小冷，少少咽之。半夏有毒，不当散服。

【注释】

[1]咽中痛：少阴客寒咽痛。《注解伤寒论》："甘草汤主少阴客热咽痛，桔梗汤主少阴寒热相搏咽痛，半夏散及汤主少阴客寒咽痛也。"

【原文】

少阴病，下利[1]，白通汤主之。方十三。

葱白四茎　干姜一两　附子一枚，生，去皮，破八片

上三味，以水三升，煮取一升，去滓，分温再服。

【注释】

[1] 下利:《注解伤寒论》云，"少阴主水。少阴客寒，不能制水，故自利也。白通汤温里散寒"。

【原文】

少阴病，下利脉微者，与白通汤。利不止，厥逆无脉，干呕烦者，白通加猪胆汁汤主之。服汤脉暴出[1]者死，微续[2]者生。白通加猪胆汤。方十四。白通汤用上方。

葱白四茎　干姜一两　附子一枚，生，去皮，破八片　人尿五合　猪胆汁一合

上五味，以水三升，煮取一升，去滓，内胆汁、人尿，和令相得，分温再服。若无胆，亦可用。

【注释】

[1] 脉暴出：即脉象突然出现浮大躁动之象。
[2] 微续：指脉搏渐渐而出。

【原文】

少阴病，二三日不已[1]，至四五日，腹痛，小便不利，四肢沉重疼痛，自下利者，此为有水气，其人或咳，或小便利，或下

利，或呕者，真武汤主之。方十五。

茯苓三两　芍药三两　白术二两　生姜三两，切　附子一枚，炮，去皮，破八片

上五味，以水八升，煮取三升，去滓，温服七合，日三服。若咳者，加五味子半升，细辛一两，干姜一两；若小便利者，去茯苓；若下利者，去芍药，加干姜二两；若呕者，去附子，加生姜，足前为半斤。

【注释】

[1] 不已：已，停止。指不愈。

【原文】

少阴病，下利清谷，里寒外热，手足厥逆，脉微欲绝[1]，身反不恶寒，其人面色赤[2]，或腹痛，或干呕，或咽痛，或利止脉不出者，通脉四逆汤主之。方十六。

甘草二两，炙　附子大者一枚，生用，去皮，破八片　干姜三两，强人可四两

上三味，以水三升，煮取一升二合，去滓，分温再服，其脉即出者愈。面色赤者，加葱九茎；腹中痛者，去葱，加芍药二两；呕者，加生姜二两；咽痛者，去芍药，加桔梗一两；利止脉不出者，去桔梗，加人参二两。病皆与方相应者，乃服之。

【注释】

[1] 脉微欲绝：脉象细微，时断时续，要像停止了一样。
[2] 面色赤：此处面色赤为虚阳浮越。《注解伤寒论》："身热，不恶寒，面色赤为外热。此阴甚于内，格阳于外，不相通也。"

【原文】

少阴病，四逆，其人或咳，或悸，或小便不利，或腹中痛，或泄利下重[1]者，四逆散主之。方十七。

甘草炙　枳实破，水渍，炙干　柴胡　芍药

上四味，各十分，捣筛，白饮和服方寸匕，日三服。咳者，加五味子、干姜各五分，并主下利；悸者，加桂枝五分；小便不利者，加茯苓五分；腹中痛者，加附子一枚，炮令坼；泄利下重者，先以水五升，煮薤白三升，煮取三升，去滓，以散三方寸匕，内汤中，煮取一升半，分温再服。

【注释】

[1] 泄利下重：指里急后重。

【原文】

少阴病，下利六七日，咳而呕渴，心烦不得眠者，猪苓汤主之。方十八。

猪苓去皮　茯苓　阿胶　泽泻　滑石各一两

上五味，以水四升，先煮四物，取二升，去滓，内阿胶烊尽，温服七合，日三服。

少阴病，得之二三日，口燥咽干[1]者，急下之，宜大承气汤。方十九。

枳实五枚，炙　厚朴半斤，去皮，炙　大黄四两，酒洗　芒硝三合

上四味，以水一斗，先煮二味，取五升，去滓，内大黄，更煮取二升，去滓，内芒硝，更上火令一两沸，分温再服。一服得利，止后服。

【注释】

[1]口燥咽干：此因阴虚阳旺，燥热内结，蒸灼津液，肾阴损伤所致。

【原文】

少阴病，自利清水[1]，色纯青[2]，心下必痛，口干燥者，可下之，宜大承气汤。二十。用前第十九方。一法用大柴胡。

【注释】

[1]自利清水：指下利不夹渣滓。
[2]色纯青：此处指大便呈黑色、绿色、黑绿相杂色。

【原文】

少阴病，六七日，腹胀不大便者，急下之，宜大承气汤。二十一。用前第十九方。

少阴病，脉沉[1]者，急温之，宜四逆汤。方二十二。

甘草二两，炙　干姜一两半　附子一枚，生用，去皮，破八片

上三味，以水三升，煮取一升二合，去滓，分温再服。强人可大附子一枚，干姜三两。

【注释】

[1]脉沉：脉沉而微细。清·汪琥曰："少阴病，本脉微细，但欲寐。今者轻取之微脉不见，重取之细脉几亡。"

【原文】

少阴病，饮食入口则吐，心中温温欲吐，复不能吐。始得之，手足寒，脉弦迟者，此胸中实，不可下也，当吐之。若膈上有寒饮，干呕者，不可吐也，当温之，宜四逆汤。二十三。方依上法。

少阴病，下利，脉微涩，呕而汗出，必数更衣，反少者[1]，当温其上，灸之[2]。《脉经》云，灸厥阴，可五十壮。

【注释】

[1] 必数更衣，反少者：大便次数多而量少。

[2] 当温其上，灸之：即温灸上部穴位，如灸百会穴。

辨厥阴病脉证并治第十二

厥利呕哕附，合一十九法，方一十六首。

本篇内容庞杂，有注家言其为"千古疑案"，有注家认为其原厥阴篇已亡失，也有注家认为其篇中呕、哕、下利诸证是《金匮》"呕吐下利病脉证治"篇的内容误入。此处就本篇原文，将其内容分为概论、辨厥、辨下利、辩呕与哕四部分。厥阴病是伤寒六经病的最后阶段。厥者，极也，尽也。《素问·至真要大论》："厥阴何也？岐伯曰：两阴交尽也。"因此，病至厥阴，则阴寒盛极、阴阳离决，又有阴尽阳生、阴证转阳的机转。厥阴病的治法，因证而异，一般遵循"寒者温之，热者清之"的原则。上热下寒证，宜清上温下。厥阴病较为复杂，应根据临床具体病情，随证治之。

【原文】

伤寒病，蛔厥，静而时烦，为脏寒。蛔上入膈，故烦。得食而呕吐蛔者，乌梅丸主之。第一。十味。前后有厥阴病四证，厥逆一十九证。

伤寒，脉滑而厥，里有热，白虎汤主之。第二。四味。

手足厥寒，脉细欲绝者，当归四逆汤主之。第三。七味。

若内有寒者，宜当归四逆加吴茱萸生姜汤。第四。九味。

大汗出，热不去，内拘急，四肢疼，下利厥逆，恶寒者，四逆汤主之。第五。三味。

大汗，若大下利而厥冷者，四逆汤主之。第六。用前第五方。

病人手足厥冷，脉乍紧，心下满而烦，宜瓜蒂散。第七。三味。

伤寒厥而心下悸，宜先治水，当服茯苓甘草汤。第八。四味。

伤寒六七日，大下后，寸脉沉迟，手足厥逆，麻黄升麻汤主之。第九。十四味。下有欲自利一证。

伤寒本自寒下，医复吐下之，若食入口即吐，干姜黄芩黄连人参汤主之。第十。四味。下有下利一十病证。

下利清谷，里寒外热，汗出而厥者，通脉四逆汤主之。第十一。三味。

热利下重者，白头翁汤主之。第十二。四味。

下利腹胀满，身疼痛者，先温里，乃攻表。温里宜四逆汤，攻表宜桂枝汤。第十三。四逆汤用前第五方。桂枝汤，五味。

下利欲饮水者，以有热也，白头翁汤主之。第十四。用前第十二方。

下利谵语者，有燥屎也，宜小承气汤。第十五。三味。

下利后更烦，按之心下濡者，虚烦也，宜栀子豉汤。第十六。二味。

呕而脉弱，小便利，身有微热，见厥者难治，四逆汤主之。第十七。用前第五方。前有呕脓一证。

干呕，吐涎沫，头痛者，吴茱萸汤主之。第十八。四味。

呕而发热者，小柴胡汤主之。第十九。七味。下有哕二证。

【原文】

厥阴之为病，消渴，气上撞心[1]，心中疼热[2]，饥而不欲食，食则吐蛔。下之利不止。

【注释】

[1] 气上撞心：此处"心"泛指心胸部位。病人自觉有气向

心胸部位冲逆。

[2] 心中疼热：胃脘部疼痛，伴有灼热感。

【原文】

厥阴中风，脉微浮[1]为欲愈，不浮为未愈。

【注释】

[1] 脉微浮：脉浮而轻缓柔和。

【原文】

厥阴病，欲解时，从丑至卯[1]上。

【注释】

[1] 从丑至卯（mǎo）：丑时，凌晨1点钟至3点钟；卯，早5点钟至早7点钟。

【原文】

厥阴病，渴欲饮水者，少少与之[1]愈。

【注释】

[1] 少少与之：少量多次饮水。

【原文】

诸四逆厥者[1]，不可下之，虚家亦然。
伤寒，先厥后发热而利者，必自止，见厥复利。

【注释】

［1］诸四逆厥者：此处并非指所有的厥证，仅指虚寒性质的厥逆。

【原文】

伤寒始发热六日，厥反九日而利。凡厥利[1]者，当不能食，今反能食者，恐为除中[2]一云消中。食以索饼[3]，不发热者，知胃气尚在，必愈，恐暴热来出而复去也。后日脉之[4]，其热续在者，期之旦日[5]夜半愈。所以然者，本发热六日，厥反九日，复发热三日，并前六日，亦为九日，与厥相应，故期之旦日夜半愈。后三日脉之，而脉数，其热不罢者，此为热气有余，必发痈脓也。

【注释】

［1］厥利：手足厥冷而又下利。

［2］除中：证候名。中，指中气，除中，即胃气垂绝衰败。症见本不能食，因真脏气外露，反而突然求食，食后可能导致病情恶化或者死亡。

［3］食（sì）以索饼：索饼，是用面粉做成的条索状食品。此处指给患者东西吃。

［4］脉之：脉，此处为动词，即诊察的意思。

［5］旦日：即明日。

【原文】

伤寒脉迟六七日，而反与黄芩汤彻其热[1]。脉迟为寒，今与黄芩汤，复除其热，腹中应冷，当不能食，今反能食，此名除中，必死。

【注释】

[1]彻其热：彻，通"撤"，除也。彻其热，即清除其热的意思。

【原文】

伤寒先厥后发热，下利必自止，而反汗出，咽中痛者，其喉为痹[1]。发热无汗，而利必自止，若不止，必便脓血，便脓血者，其喉不痹。

【注释】

[1]其喉为痹：指咽喉肿痛，闭塞不利。

【原文】

伤寒一二日至四五日厥者，必发热。前热者，后必厥；厥深者，热亦深；厥微者，热亦微。厥应下之，而反发汗者，必口伤烂赤[1]。

【注释】

[1]口伤烂赤：口舌生疮，红肿糜烂。

【原文】

伤寒病，厥五日，热亦五日[1]，设六日当复厥，不厥者，自愈。厥终不过五日，以热五日，故知自愈。

【注释】

[1]厥五日,热亦五日:厥与热代表邪正消长、病势进退的基本病变转归。《注释伤寒论》:"阴胜则厥,阳胜则热。"

【原文】

凡厥者,阴阳气不相顺接[1],便为厥。厥者,手足逆冷者是也。

【注释】

[1]阴阳气不相顺接:《注解伤寒论》云:"手之三阴三阳,相接于手十指;足之三阴三阳,相接于足十指。阳气内陷,阳不与阴相顺接,故手足为之厥冷。"

【原文】

伤寒脉微而厥,至七八日肤冷,其人躁,无暂安时者,此为脏厥[1],非蛔厥[2]也。蛔厥者,其人当吐蛔。令病者静,而复时烦者,此为脏寒[3]。蛔上入其膈,故烦,须臾复止,得食而呕,又烦者,蛔闻食臭出,其人常自吐蛔。蛔厥者,乌梅丸主之。又主久利。方一。

乌梅三百枚 细辛六两 干姜十两 黄连十六两 当归四两 附子六两,炮,去皮 蜀椒四两,出汗[4] 桂枝去皮,六两 人参六两 黄檗六两

上十味,异捣筛[5],合治之,以苦酒渍乌梅一宿,去核,蒸之五斗[6]米下,饭熟捣成泥,和药令相得,内臼中,与蜜杵二千下,丸如梧桐子大,先食[7]饮[8]服十丸,日三服,稍加至二十丸,禁生冷、滑物[9]、臭食[10]等。

【注释】

［1］脏厥：因五脏阳气极虚而致的四肢厥冷。

［2］蛔厥：因蛔虫内扰而致的四肢厥冷。

［3］脏寒：此处指脾与肠中虚寒。

［4］出汗：此处指用微火炒蜀椒，炒至其水分与油脂向外渗出。

［5］异捣筛：即把药物分别捣碎，筛出细末。

［6］斗：《玉函》卷八、《注解伤寒论》卷六均作“升”。

［7］先食：进食之前。

［8］饮：米汤。

［9］滑物：应为发物，指富于营养或有刺激性特别容易诱发某些疾病或加重已发疾病的食物。

［10］臭食：此指香味浓烈的食品。

【原文】

伤寒热少微厥，指一作稍头寒，嘿嘿不欲食，烦躁，数日小便利，色白者，此热除也，欲得食，其病为愈。若厥而呕，胸胁烦满者，其后必便血。

病者手足厥冷，言我不结胸[1]，小腹满，按之痛者，此冷结在膀胱关元[2]也。

【注释】

［1］言我不结胸：即病人自述无结胸证，胸部舒畅。

［2］膀胱关元：关元为任脉穴位，足三阴、任脉之会，小肠募穴。关元穴在下腹部，前正中线上，当脐中下3寸。膀胱关

元，指病的部位在脐下，即下焦。

【原文】

伤寒发热四日，厥反[1]三日，复热四日，厥少热多者，其病当愈。四日至七日，热不除者，必便脓血。

【注释】

[1]厥反：清·柯韵伯曰："凡厥与热不相应，便谓之'反'。"

【原文】

伤寒厥四日，热反三日，复厥五日，其病为进[1]。寒多热少，阳气退，故为进也。

【注释】

[1]其病为进：病情更加严重。

【原文】

伤寒六七日，脉微，手足厥冷，烦躁，灸厥阴[1]，厥不还者，死。

【注释】

[1]灸厥阴：指灸厥阴经的穴位。

【原文】

伤寒发热，下利厥逆[1]，躁不得卧者，死。

【注释】

[1] 厥逆：即四肢厥冷。

【原文】

伤寒发热，下利至甚，厥不止[1]者，死。

【注释】

[1] 厥不止：即四肢厥冷的程度更加严重。

【原文】

伤寒六七日，不利，便[1]发热而利，其人汗出不止者，死。有阴无阳故也。

【注释】

[1] 便：即"今"之意。

【原文】

伤寒五六日，不结胸，腹濡，脉虚，复厥者，不可下，此亡血[1]，下之死。

【注释】

[1] 亡血：亡，意为"失"。亡血，指津血损失过多。

【原文】

发热而厥，七日下利者，为难治。

伤寒脉促[1]，手足厥逆，可灸之。促，一作纵。

【注释】

[1] 脉促：脉来急数有力而呈不规律间歇，主阳盛实热。清·尤在泾曰："脉阳盛则促，阴盛则结，脉促者，非阳之虚，乃阳之郁而不通也。"

【原文】

伤寒脉滑[1]而厥者，里有热，白虎汤主之。方二。

知母六两　石膏一斤，碎，绵裹　甘草二两，炙　粳米六合

上四味，以水一斗，煮米熟汤成，去滓，温服一升，日三服。

【注释】

[1] 脉滑：脉象往来流利，应指圆滑。主痰饮、食滞、实热等症。

【原文】

手足厥寒，脉细欲绝[1]者，当归四逆汤主之。方三。

当归三两　桂枝三两，去皮　芍药三两　细辛三两　甘草二两，炙　通草二两　大枣二十五枚，擘。一法，十二枚

上七味，以水八升，煮取三升，去滓，温服一升，日三服。

【注释】

[1] 脉细欲绝：脉细，脉细如丝线，应指明显。主气血两虚。

【原文】

若其人内有久寒[1]者，宜当归四逆加吴茱萸生姜汤。方四。

当归三两　芍药三两　甘草二两，炙　通草二两　桂枝三两，去皮　细辛三两　生姜半斤，切　吴茱萸二升　大枣二十五枚，擘

上九味，以水六升，清酒六升和，煮取五升，去滓，温分五服。一方，水酒各四升。

【注释】

[1] 久寒：久伏脏腑的寒邪。

【原文】

大汗出，热不去，内拘急[1]，四肢疼，又下利厥逆而恶寒者，四逆汤主之。方五。

甘草二两，炙　干姜一两半　附子一枚，生用，去皮，破八片

上三味，以水三升，煮取一升二合，去滓，分温再服。若强人可用大附子一枚，干姜三两。

【注释】

[1] 内拘急：腹中拘急疼痛。

【原文】

大汗，若[1]大下利，而厥冷者，四逆汤主之。六。用前第五方。

【注释】

[1] 若：若，有"及"之意。即大汗又有大下利的表现。

【原文】

病人手足厥冷，脉乍紧者，邪[1]结在胸中，心下满而烦，饥不能食者，病在胸中，当须吐之，宜瓜蒂散。方七。

瓜蒂　赤小豆

上二味，各等分，异捣筛，合内臼中，更治之，别以香豉一合，用热汤七合，煮作稀糜，去滓，取汁，和散一钱匕，温顿服之。不吐者，少少加，得快吐乃止。诸亡血虚家，不可与瓜蒂散。

【注释】

［1］邪：这里指停痰、食积等致病因素。

【原文】

伤寒厥而心下悸，宜先治水，当服茯苓甘草汤，却[1]治其厥；不尔[2]，水渍入胃[3]，必作利也。茯苓甘草汤。方八。

茯苓二两　甘草一两，炙　生姜三两，切　桂枝二两，去皮

上四味，以水四升，煮取二升，去滓，分温三服。

【注释】

［1］却：然后。

［2］不尔：不这样，此处指不先治水。

［3］水渍入胃：水饮浸渍胃肠。

【原文】

伤寒六七日，大下[1]后，寸脉沉而迟，手足厥逆，下部脉[2]

不至，喉咽不利[3]，唾脓血，泄利不止者，为难治，麻黄升麻汤主之。方九。

麻黄_{二两半，去节}　升麻_{一两一分}　当归_{一两一分}　知母_{十八铢}　黄芩_{十八铢}　葳蕤_{十八铢，一作菖蒲}　芍药_{六铢}　天门冬_{六铢，去心}　桂枝_{六铢，去皮}　茯苓_{六铢}　甘草_{六铢，炙}　石膏_{六铢，碎，绵裹}　白术_{六铢}　干姜_{六铢}

上十四味，以水一斗，先煮麻黄一两沸，去上沫，内诸药，煮取三升，去滓，分温三服，相去如炊三斗米顷，令尽汗出愈。

【注释】

[1]大下：即峻下。

[2]下部脉：有三种解释，一说指尺脉部，因寸关尺三部中，尺脉为下部故称下部脉；一说指趺阳脉，位于足背部；一说指太溪脉，位于足跟凹陷中。从证候分析，当以第二说为是。

[3]喉咽不利：咽喉肿痛，吞咽困难。

【原文】

伤寒四五日，腹中痛，若转气下趣[1]少腹者，此欲自利也。

【注释】

[1]趣（qū）：同"趋"，趋向。

【原文】

伤寒本自寒下，医复吐下之，寒格[1]更逆吐下，若食入口即吐，干姜黄芩黄连人参汤主之。方十。

干姜　黄芩　黄连　人参_{各三两}

上四味，以水六升，煮取二升，去滓，分温再服。

【注释】

[1] 寒格：寒邪阻格。

【原文】

下利，有微热而渴，脉弱[1]者，今自愈。

下利，脉数[2]，有微热汗出，今自愈，设复紧，为未解。一
云设脉浮复紧。

【注释】

[1] 脉弱：脉来细软而沉，柔弱无力。下利为寒邪下注的表
现，今见微热而渴，脉由紧转弱，则提示阳气复，邪气退。

[2] 脉数：脉搏来去快速，一息五至七至，脉律规整。主热
证。脉由紧转数，提示阳复寒退。

【原文】

下利，手足厥冷，无脉者，灸之不温，若脉不还，反微喘
者，死。少阴负趺阳[1]者，为顺也。

【注释】

[1] 少阴负趺阳：太溪脉弱于趺阳脉。太溪脉候少阴肾气盛
衰，趺阳脉候阳明胃气盛衰。

【原文】

下利，寸脉反浮数[1]，尺中自涩[2]者，必清脓血。

【注释】

［1］寸脉反浮数：寸以候阳，提示阳热有余。

［2］尺中自涩：尺以候阴，提示阴血被伤。

【原文】

下利清谷，不可攻表，汗出必胀满。

下利，脉沉弦者，下重[1]也；脉大者为未止；脉微弱数者，为欲自止，虽发热，不死。

【注释】

［1］下重：里急后重。

【原文】

下利，脉沉而迟，其人面少赤，身有微热，下利清谷者，必郁冒[1]汗出而解，病人必微厥。所以然者，其面戴阳[2]，下虚故也。

【注释】

［1］郁冒：即心胸郁闷，头晕目眩。

［2］戴阳：病证名，因阳气上浮而见两颧浮红，两颧淡红如妆，游移不定。

【原文】

下利，脉数而渴者，今自愈。设[1]不差，必清脓血，以有热故也。

下利后脉绝，手足厥冷，晬时脉还，手足温者生，脉不还者死。

【注释】

[1] 设：犹"若"也。

【原文】

伤寒下利，日十余行，脉反实[1]者，死。

下利清谷，里寒外热，汗出而厥者，通脉四逆汤主之。方十一。

甘草二两，炙　　附子大者一枚，生，去皮，破八片　　干姜三两，强人可四两

上三味，以水三升，煮取一升二合，去滓，分温再服，其脉即出者愈。

【注释】

[1] 脉反实：实脉，对寸关尺三部举、按均感觉有力的脉象，主实证。虚寒下利日十余行，阴阳两伤，本当见微细、微弱之脉，今反见坚实之脉，不仅提示邪气仍盛，亦提示真脏脉外露。

【原文】

热利下重者，白头翁汤主之。方十二。

白头翁二两　　黄檗三两　　黄连三两　　秦皮三两

上四味，以水七升，煮取二升，去滓，温服一升，不愈，更服一升。

下利腹胀满，身体疼痛者，先温其里，乃攻其表[1]。温里宜

四逆汤，攻表宜桂枝汤。十三。四逆汤用前第五方。

桂枝汤方

桂枝三两, 去皮　芍药三两　甘草二两, 炙　生姜三两, 切　大枣十二枚, 擘

上五味，以水七升，煮取三升，去滓，温服一升，须臾啜热稀粥一升，以助药力。

【注释】

[1] 先温其里，乃攻其表：凡表里同病，里虚者宜先治里，里实者宜先治表。

【原文】

下利欲饮水者，以[1]有热故也，白头翁汤主之。十四。用前第十二方。

【注释】

[1] 以：《玉函》卷四作"为"。

【原文】

下利谵语者，有燥屎[1]也，宜小承气汤。方十五。

大黄四两, 酒洗　枳实三枚, 炙　厚朴二两, 去皮, 炙

上三味，以水四升，煮取一升二合，去滓，分二服。初一服，谵语止，若更衣者，停后服，不尔尽服之。

【注释】

[1] 有燥屎：以手按脐腹坚痛，为有燥屎之征。

【原文】

下利后更烦，按之心下濡[1]者，为虚烦也，宜栀子豉汤。方十六。

肥栀子十四个，擘　香豉四合，绵裹

上二味，以水四升，先煮栀子，取二升半，内豉，更煮取一升半，去滓，分再服。一服得吐，止后服。

【注释】

[1]按之心下濡：心下部按之柔软，无痞硬拒按等症状。

【原文】

呕家有痈[1]脓者，不可治呕，脓尽自愈。

【注释】

[1]痈：此为内痈，因毒热内蕴，气血腐败而成。

【原文】

呕而脉弱，小便复利[1]，身有微热，见厥者难治，四逆汤主之。十七。用前第五方。

【注释】

[1]小便复利：小便却见通利，是阳不摄阴。

【原文】

干呕，吐涎沫，头痛者，吴茱萸汤主之。方十八。

吴茱萸一升, 汤洗七遍[1]　　人参三两　　大枣十二枚, 擘　　生姜六两, 切

上四味, 以水七升, 煮取二升, 去滓, 温服七合, 日三服。

【注释】

[1] 汤洗七遍: 为一种炮制方式。汤, 指热水。

【原文】

呕而发热者, 小柴胡汤主之。方十九。

柴胡八两　　黄芩三两　　人参三两　　甘草三两, 炙　　生姜三两, 切　　半夏半升, 洗　　大枣十二枚, 擘

上七味, 以水一斗二升, 煮取六升, 去滓, 更煎取三升, 温服一升, 日三服。

【原文】

伤寒大吐大下之, 极虚, 复极汗者, 其人外气怫郁[1], 复与之水, 以发其汗, 因得哕。所以然者, 胃中寒冷故也。

【注释】

[1] 外气怫郁: 指体表之气遏郁不舒。

【原文】

伤寒哕而腹满, 视其前后[1], 知何部[2]不利, 利之即愈。

【注释】

[1] 前后: 指大小便。

[2] 何部: 部, 指部位、部分。

伤寒论卷第七

辨霍乱病脉证并治第十三

合六法，方六首。

本篇着重论述霍乱辨治。包含霍乱的定义、主症、证治和病后调护。

霍，有急骤、猝然之意；乱，即缭乱、变乱之意。霍乱是以吐利为主要临床表现的暴发性疾患。

霍乱病多发于夏秋季节，其病多由于外感或饮食生冷不洁，伤及脾胃，使得表里之邪相并，寒热错杂，清浊相干，乱于肠胃，升降逆乱。

后世医家根据其见证不同，分为湿霍乱与干霍乱两类。临床以上吐下泻、吐泻无度为特征的，为湿霍乱；以欲吐不能吐、欲泻不能泻、烦闷难耐、腹痛如绞、短气汗出为特征的，为干霍乱。本篇所述为湿霍乱。

【原文】

恶寒，脉微而利，利止者，亡血也，四逆加人参汤主之。第一。四味。前有吐利三证。

霍乱[1]，头痛，发热，身疼，热多饮水者，五苓散主之。寒多不用水者，理中丸主之。第二。五苓散，五味。理中丸，四味。作加减法附。

吐利止，身痛不休，宜桂枝汤小和之。第三。五味。

吐利汗出，发热恶寒，四肢拘急，手足厥冷者，四逆汤主之。第四。三味。

吐利，小便利，大汗出，下利清谷，内寒外热，脉微欲绝，四逆汤主之。第五。用前第四方。

吐已下断，汗出而厥，四肢不解，脉微绝，通脉四逆加猪胆汤主之。第六。四味。下有不胜谷气一证。

【原文】

问曰：病有霍乱者，何？答曰：呕吐而利，此名霍乱。

【注释】

[1] 霍乱：霍者，急躁之意；乱者，缭乱也。霍乱以暴发吐为主症，且吐泻无度，心腹胀痛，有挥霍缭乱之势。

【原文】

问曰：病发热、头痛、身疼、恶寒、吐利者，此属何病？答曰：此名霍乱。霍乱自吐下，又利止，复更发热也。

伤寒，其脉微涩者，本是霍乱，今是伤寒，却四五日至阴经，上转入阴，必利，本呕下利者，不可治也。欲似大便，而反失气，仍不利者，此属阳明也，便必鞕，十三日愈。所以然者，经尽[1]故也。下利后，当便鞕，鞕则能食者愈。今反不能食，到后经中，颇能食，复过一经能食，过之一日当愈，不愈者，不属阳明也。

【注释】

[1]经尽：即经气运行一周。三阴三阳顺应自然阴阳消长的特定时间方位，以六日为一个周期。

【原文】

恶寒，脉微—作缓而复利，利止亡血也，四逆加人参汤主之。方一。

甘草二两, 炙　附子一枚, 生, 去皮, 破八片　干姜一两半　人参一两

上四味，以水三升，煮取一升二合，去滓，分温再服。

【原文】

霍乱，头痛发热，身疼痛，热多[1]欲饮水者，五苓散主之；寒多不用水[2]者，理中丸主之。方二。

五苓散方

猪苓去皮　白术　茯苓各十八铢　桂枝半两, 去皮　泽泻一两六铢

上五味，为散，更治之，白饮和服方寸匕，日三服，多饮暖水，汗出愈。

理中丸方下有作汤, 加减法

人参　干姜　甘草炙　白术各三两

上四味，捣筛，蜜和为丸，如鸡子黄许大。以沸汤数合，和一丸，研碎，温服之，日三四，夜二服。腹中未热，益至三四丸，然不及汤。汤法，以四物，依两数切，用水八升，煮取三升，去滓，温服一升，日三服。若脐上筑者，肾气动也，去术，加桂四两；吐多者，去术，加生姜三两；下多者，还用术；悸者，加茯苓二两；渴欲得水者，加术，足前成四两半；腹中痛

者，加人参，足前成四两半；寒者，加干姜，足前成四两半；腹满者，去术，加附子一枚。服汤后如食顷，饮热粥一升许，微自温，勿发揭衣被。

【注释】

[1] 热多：此处指表热为多。
[2] 不用水：即不欲饮水。

【原文】

吐利止，而身痛不休者，当消息^[1]和解其外，宜桂枝汤小和^[2]之。方三。

桂枝三两，去皮　芍药三两　生姜三两　甘草二两，炙　大枣十二枚，擘
上五味，以水七升，煮取三升，去滓，温服一升。

【注释】

[1] 消息：斟酌，酌量。
[2] 小和：微和也，即微微调之。

【原文】

吐利汗出，发热恶寒，四肢拘急，手足厥冷者，四逆汤主之。方四。

甘草二两，炙　干姜一两半　附子一枚，生，去皮，破八片
上三味，以水三升，煮取一升二合，去滓，分温再服，强人可大附子一枚、干姜三两。

既吐且利，小便复利，而大汗出，下利清谷，内寒外热，脉微欲绝者，四逆汤主之。五。用前第四方。

吐已下断[1]，汗出而厥，四肢拘急不解，脉微欲绝者，通脉四逆加猪胆汤主之。方六。

甘草二两，炙　干姜三两，强人可四两　附子大者一枚，生，去皮，破八片　猪胆汁半合

上四味，以水三升，煮取一升二合，去滓，内猪胆汁，分温再服，其脉即来。无猪胆，以羊胆代之。

【注释】

[1] 吐已下断：已，止也；断，绝也。即吐利停止。

【原文】

吐利发汗，脉平小烦[1]者，以新虚，不胜谷气[2]故也。

【注释】

[1] 脉平小烦：脉象平和，心中微烦。

[2] 不胜谷气：不能运化过多水谷。重病初愈，脾胃已伤，若饮食不慎，则腐熟运化不及，出现微烦。

辨阴阳易差后劳复病脉证并治第十四

合六法，方六首。

本篇突出体现病后慎养调摄，促进康复，防止复发的康复医学思想。伤寒热病，基本近愈，但经腑余邪未了，气血阴阳未平，此时若行房事，男病则易于女，名曰阳易；女病则易于男，名曰阴易。易者，交易、变易、传易、染易之意。男女之病，交相传易，故名阴阳易。

伤寒新愈，正气未复，起居作劳，因而复病，谓之劳复。若因饮食不节，因而复病者，则谓之食复。

【原文】

伤寒阴易病，身重，少腹里急，热上冲胸，头重不欲举，眼中生花，烧裈散主之。第一。一味。

大病差后，劳复者，枳实栀子汤主之。第二。三味。下有宿食，加大黄法附。

伤寒差以后，更发热，小柴胡汤主之。第三。七味。

大病差后，从腰以下有水气者，牡蛎泽泻散主之。第四。七味。

大病差后，喜唾，久不了了，胸上有寒，当以丸药温之，宜理中丸。第五。四味。

伤寒解后，虚羸少气，气逆欲吐，竹叶石膏汤主之。第六。七味。下有病新差一证。

【原文】

伤寒阴易[1]之为病，其人身体重，少气，少腹里急，或引阴中拘挛，热上冲胸，头重不欲举，眼中生花花，一作眵，膝胫拘急者，烧裈散主之。方一。

妇人中裈[2]近隐处，取烧作灰。

上一味，水服方寸匕，日三服，小便即利，阴头微肿，此为愈矣。妇人病，取男子裈烧服。

【注释】

[1]阴易：《玉函》卷四、《注解伤寒论》卷七作"阴阳易"。指患伤寒后，大病新愈，气血未复，余热未尽，触犯房事，病情发生染易。男子大病新愈，与女子交，得病，称阳易；女子大病新愈，与男子交，得病，称阴易。

[2]中裈（kūn）：中，内也。裈，有裆之裤。内裤。

【原文】

大病[1]差后劳复[2]者，枳实栀子豉汤主之。方二。

枳实三枚，炙　栀子十四个，擘　豉一升，绵裹

上三味，以清浆水[3]七升，空煮取四升，内枳实、栀子，煮取二升，下豉，更煮五六沸，去滓，温分再服，覆令微似汗。若有宿食者，内大黄如博棋子[4]五六枚，服之愈。

【注释】

[1]大病：古称伤寒病等为大病。

[2]劳复：大病新愈，因过度劳累而致疾病复发。

[3]清浆水:《千金翼方》卷十作"酢(cù)浆"。清浆水即酸浆水。《伤寒分经》:"清浆水,一名酸浆水。炊粟米熟,投冷水中,浸五六日,味酢生花,色类浆,故名。若浸至败者,害人。其性凉善走,能调中气,通关开胃,解烦渴,化滞物"。

[4]博棋子:即棋子。

【原文】

伤寒差以后,更发热[1],小柴胡汤主之。脉浮者,以汗解之,脉沉实一作紧者,以下解之。方三。

柴胡八两　人参二两　黄芩二两　甘草二两,炙　生姜二两　半夏半升,洗　大枣十二枚,擘

上七味,以水一斗二升,煮取六升,去滓,再煎取三升,温服一升,日三服。

【注释】

[1]更发热:伤寒愈后,余热未尽,又出现发热。

【原文】

大病差后,从腰以下有水气[1]者,牡蛎泽泻散主之。方四。

牡蛎熬　泽泻　蜀漆暖水洗,去腥　葶苈子熬　商陆根熬　海藻洗,去咸　栝楼根各等分

上七味,异捣,下筛为散,更于臼中治之,白饮和服方寸匕,日三服。小便利,止后服。

【注释】

[1]水气:即水肿。明·方有执云:"'水气',肌肉肿满而

虚浮。"

【原文】

大病差后，喜唾[1]，久不了了，胸上有寒，当以丸药温之，宜理中丸。方五。

人参　白术　甘草炙　干姜各三两

上四味，捣筛，蜜和为丸，如鸡子黄许大，以沸汤数合，和一丸，研碎，温服之，日三服。

【注释】

[1]喜唾：即常吐唾沫。大病愈后，中焦虚寒，脾胃阳虚，不能运化和摄纳津液，寒饮上泛，故见喜唾。

【原文】

伤寒解后，虚羸[1]少气[2]，气逆欲吐，竹叶石膏汤主之。方六。

竹叶二把　石膏一斤　半夏半升，洗　麦门冬一升，去心　人参二两　甘草二两，炙　粳米半斤

上七味，以水一斗，煮取六升，去滓，内粳米，煮米熟汤成，去米，温服一升，日三服。

【注释】

[1]虚羸：虚弱消瘦。
[2]少气：即短气。

【原文】

病人脉已解[1]，而日暮微烦，以病新差，人强与谷[2]，脾胃气尚弱，不能消谷，故令微烦，损谷[3]则愈。

【注释】

[1] 脉已解：指病脉已除，脉象平和。

[2] 人强与谷：即饮食过量。

[3] 损谷：即节制饮食。

辨不可发汗病脉证并治第十五

一法，方本阙。

本篇讨论三阴三阳篇及其他不可发汗的有关病证。从本篇起余下七篇，凡字句与前稍有出入而不失原意者，不再重复注释。

【原文】

汗家不可发汗，发汗必恍惚心乱，小便已，阴疼，宜禹余粮丸。第一。方本阙。前后有二十九病证。

【原文】

夫以为疾病至急，仓卒寻按[1]，要者难得[2]，故重集诸可与不可方治，比之三阴三阳篇中，此易见也。又时有不止是三阳三阴，出在诸可与不可中也。

【注释】

[1] 仓卒寻按：仓卒，匆忙急迫；寻，切脉指法，诊脉时指力不轻不重，左右推寻，诊察脉象。
[2] 要者难得：即诊病的要点难以获得。

【原文】

少阴病，脉细沉数，病为在里，不可发汗。
脉浮紧者，法当身疼痛，宜以汗解之。假令尺中迟者，不可发汗。何以知然？以荣气不足，血少故也。

少阴病，脉微，不可发汗，亡阳故也。

脉濡而弱[1]，弱反在关[2]，濡反在颠[3]，微反在上[4]，涩反在下[5]。微则阳气不足，涩则无血，阳气反微，中风汗出，而反躁烦，涩则无血，厥而且寒，阳微发汗，躁不得眠。

【注释】

[1]脉濡而弱：濡，即濡脉，脉象浮而细软，轻按可得，重按反不明显。弱，即弱脉，脉来细软而沉，柔弱无力，多见于气血不足。

[2]弱反在关：寸关属阳，脉应当浮盛，现反出现弱脉，则提示脾胃气虚不能及。

[3]濡反在颠：《伤寒论直解》云，"关为尺寸之中，是胃土之本位，浮起曰颠，乃关之颠顶也。"《注解伤寒论》："濡反在颠，则表气不逮。"

[4]微反在上：上，即指寸脉，为关之前。寸部见微脉，则提示阳气不足。

[5]涩反在下：涩，即涩脉，往来涩滞而无滑润感，指下如轻刀刮竹状，艰涩不畅，主气滞、血瘀、津亏、血少。下，即指尺脉，为关之后。

【原文】

动气在右[1]，不可发汗，发汗则衄[2]而渴，心苦烦，饮即吐水。

【注释】

［1］动气在右：动气，指脐周的搏动。《注解伤寒论》："动气者，筑筑然气动也。"动气在右，即脐之右侧动气。肺气不治，正气内虚，故出现气动于脐之右。《难经》："肺内证，脐右有动气，按之牢若痛。"

［2］发汗则衄：衄，指人皮肤、五官的出血，此处应指鼻出血。发汗则动肺气，肺主气，开窍于鼻，气虚不能固摄血，则血妄行，随气从鼻而出。

【原文】

动气在左[1]，不可发汗。发汗则头眩，汗不止，筋惕肉瞤。

【注释】

［1］动气在左：即脐之左侧动气。肝气不治，正气内虚，故出现气动于脐之左。《难经》："肝内证，脐左有动气，按之牢若痛。"

【原文】

动气在上[1]，不可发汗。发汗则气上冲，正在心端。

【注释】

［1］动气在上：即脐之上方动气。心气不治，正气内虚，故出现气动于脐之上。《难经》："心内证，脐上有动气，按之牢若痛。"

【原文】

动气在下[1]，不可发汗。发汗则无汗，心中大烦，骨节苦疼，目运[2]恶寒，食则反吐，谷不得前。

【注释】

[1]动气在下：即脐之下方动气。肾气不治，正气内虚，故出现气动于脐之下。《难经》："肾内证，脐下有动气，按之牢若痛。"

[2]目运：即目眩。

【原文】

咽中闭塞[1]，不可发汗。发汗则吐血，气微绝，手足厥冷，欲得蜷卧，不能自温。

【注释】

[1]咽中闭塞：胃经分支从大迎穴前方下行，沿喉咙向下行至大椎。《灵枢·经脉》："其支者，从大迎前下人迎，循喉咙。"故胃气不和，则咽喉不利。

【原文】

诸脉得数[1]动微弱者，不可发汗。发汗则大便难，腹中干一云小便难，胞中干。胃躁而烦，其形相象，根本异源[2]。

【注释】

[1]诸脉得数：数，即数脉，脉搏来去快速，一息五至七

至，脉律规整，主热证。动、数表示邪气盛。

[2] 根本异源：其病形虽似阳明热结，然究其原因，非为邪气入里化热成燥，而是误发虚人之汗，津伤液耗而成虚燥，故云"根本异源"。

【原文】

脉濡而弱，弱反在关，濡反在巅，弦反在上[1]，微反在下。弦为阳运，微为阴寒，上实下虚，意欲得温。微弦为虚，不可发汗，发汗则寒栗，不能自还。

【注释】

[1] 弦反在上：弦，即弦脉，搏指有力，端直而长，按触如按琴弦。上，指寸脉，关之前。

【原文】

咳者则剧，数吐涎沫，咽中必干，小便不利，心中饥烦，晬时而发，其形似疟，有寒无热，虚而寒栗。咳而发汗，蜷而苦满，腹中复坚。

厥，脉紧，不可发汗。发汗则声乱，咽嘶舌萎[1]，声不得前。

【注释】

[1] 咽嘶舌萎：舌萎，舌体萎废，不能转动。少阴之脉，入肺中，循喉咙，夹舌本。发汗则损其少阴之气，而致声音嘶哑，舌体萎废，不能转动。

【原文】

诸逆发汗，病微^[1]者难差，剧者言乱，目眩者死_{一云谵言目眩，}
_{睛乱者死}，命将难全。

【注释】

［1］病微：即病情较轻。

【原文】

太阳病，得之八九日，如疟状，发热恶寒，热多寒少，其
人不呕，清便续自可，一日二三度发，脉微而恶寒者，此阴阳俱
虚，不可更发汗也。

太阳病，发热恶寒，热多寒少，脉微弱者，无阳也，不可
发汗。

咽喉干燥者，不可发汗。

亡血不可发汗，发汗则寒栗而振。

衄家不可发汗，汗出必额上陷，脉急紧，直视不能眴，不得
眠。_{音见上。}

汗家不可发汗，发汗必恍惚心乱，小便已，阴疼，宜禹余粮
丸。_{一。方本阙。}

淋家不可发汗，发汗必便血。

疮家虽身疼痛，不可发汗，汗出则痓。

下利不可发汗，汗出必胀满。

咳而小便利^[1]，若失小便^[2]者，不可发汗，汗出则四肢厥
逆冷。

【注释】

[1]小便利：指小便清长。肾阳虚衰，不能化水，故小便清长。

[2]失小便：指小便失禁。肾气不足，则关门不固，下焦失约，故小便失禁。

【原文】

伤寒一二日至四五日厥者，必发热。前厥者，后必热；厥深者，热亦深；厥微者，热亦微。厥应下之，而反发汗者，必口伤烂赤。

伤寒脉弦细，头痛发热者，属少阳，少阳不可发汗。

伤寒头痛，翕翕发热，形象中风，常微汗出。自呕者，下之益烦，心懊侬如饥；发汗则致痓，身强，难以伸屈；熏[1]之则发黄，不得小便，久则发咳唾。

【注释】

[1]熏：即熏法，外治法之一，指借助药力和热力的作用，以促进腠理疏通，气血流畅，达到消肿、止痒、止痛、祛风目之方法。

【原文】

太阳与少阳并病，头项强痛，或眩冒，时如结胸，心下痞硬者，不可发汗。

太阳病发汗，因致痓。

少阴病，咳而下利，谵语者，此被火气劫故也。小便必难，以强责少阴汗也。

　　少阴病，但厥无汗，而强发之，必动其血，未知从何道出，或从口鼻，或从目出者，是名下厥上竭，为难治。

辨可发汗病脉证并治第十六

合四十一法，方一十四首。

本篇集中论述诸篇及诸篇中未载的可发汗的有关病证。

【原文】

太阳病，外证未解，脉浮弱，当以汗解，宜桂枝汤。第一。五味。前有四法。

脉浮而数者，可发汗，属桂枝汤证。第二。用前第一方。一法用麻黄汤。

阳明病，脉迟，汗出多，微恶寒，表未解也，属桂枝汤证。第三。用前第一方。下有可汗二证。

病人烦热，汗出解，又如疟状，脉浮虚者，当发汗，属桂枝汤证。第四。用前第一方。

病常自汗出也，此荣卫不和也，发汗则愈，属桂枝汤证。第五。用前第一方。

病人脏无他病，时发热汗出，此卫气不和也，先其时发汗则愈，属桂枝汤证。第六。用前第一方。

脉浮紧，浮为风，紧为寒，风伤卫，寒伤荣，荣卫俱病，骨节烦疼，可发汗，宜麻黄汤。第七。四味。

太阳病不解，热结膀胱，其人如狂，血自下，愈。外未解者，属桂枝汤证。第八。用前第一方。

太阳病，下之微喘者，表未解，宜桂枝加厚朴杏子汤。第九。七味。

伤寒脉浮紧，不发汗，因衄者，属麻黄汤证。第十。用前第
七方。

阳明病，脉浮无汗而喘者，发汗愈，属麻黄汤证。第十一。
用前第七方。

太阴病，脉浮者，可发汗，属桂枝汤证。第十二。用前第一方。

太阳病，脉浮紧，无汗，发热，身疼痛，八九日表证在，当
发汗，属麻黄汤证。第十三。用前第七方。

脉浮者，病在表，可发汗，属麻黄汤证。第十四。用前第七方。
一法用桂枝汤。

伤寒不大便六七日，头痛有热者，与承气汤。其小便清者，
知不在里，续在表，属桂枝汤证。第十五。用前第一方。

下利，腹胀满，身疼痛者，先温里，乃攻表。温里宜四逆
汤，攻表宜桂枝汤。第十六。四逆汤三味。桂枝汤用前第一方。

下利后，身疼痛，清便自调者，急当救表，宜桂枝汤。第
十七。用前第一方。

太阳病，头痛发热，汗出恶风寒者，属桂枝汤证。第十八。
用前第一方。

太阳中风，阳浮阴弱，热发汗出，恶寒恶风，鼻鸣干呕者，
属桂枝汤证。第十九。用前第一方。

太阳病，发热汗出，此为荣弱卫强，属桂枝汤证。第二十。
用前第一方。

太阳病下之，气上冲者，属桂枝汤证。第二十一。用前第一方。

太阳病，服桂枝汤反烦者，先刺风池、风府，却与桂枝汤
愈。第二十二。用前第一方。

烧针被寒，针处核起者，必发奔豚气，与桂枝加桂汤。第

二十三。五味。

太阳病，项背强几几，汗出恶风者，宜桂枝加葛根汤。第二十四。七味，注见第二卷中。

太阳病，项背强几几，无汗恶风者，属葛根汤证。第二十五。用前方。

太阳阳明合病，自利，属葛根汤证。第二十六。用前方。一云用后第二十八方。

太阳阳明合病，不利，但呕者，属葛根加半夏汤。第二十七。八味。

太阳病，桂枝证，反下之，利遂不止，脉促者，表未解也，喘而汗出，属葛根黄芩黄连汤，第二十八。四味。

太阳病，头痛发热，身疼，恶风无汗，属麻黄汤证。第二十九。用前第七方。

太阳阳明合病，喘而胸满者，不可下，属麻黄汤证，第三十。用前第七方。

太阳中风，脉浮紧，发热恶寒，身疼，不汗而烦躁者，大青龙汤主之。第三十一。七味，下有一病证。

阳明中风，脉弦浮大，短气腹满，胁下及心痛，鼻干，不得汗，嗜卧，身黄，小便难，潮热，外不解，过十日，脉浮者，与小柴胡汤；脉但浮，无余证者，与麻黄汤。第三十二。小柴胡汤七味，麻黄汤用前第七方。

太阳病，十日以去，脉浮细，嗜卧者，外解也。设胸满胁痛者，与小柴胡汤；脉但浮，与麻黄汤。第三十三。并用前方。

伤寒脉浮缓，身不疼，但重，乍有轻时，无少阴证，可与大青龙汤发之。第三十四。用前第三十一方。

伤寒表不解，心下有水气，干呕发热而咳，或渴，或利，或噎，或小便不利，或喘，小青龙汤主之。第三十五。八味，加减法附。

伤寒心下有水气，咳而微喘，发热不渴，属小青龙汤证，第三十六。用前方。

伤寒五六日，中风，往来寒热，胸胁苦满，不欲饮食，心烦喜呕者，属小柴胡汤证，第三十七。用前第三十二方。

伤寒四五日，身热恶风，颈项强，胁下满，手足温而渴，属小柴胡汤证。第三十八。用前第三十二方。

伤寒六七日，发热微恶寒，支节烦疼，微呕，心下支结，外证未去者，柴胡桂枝汤主之。第三十九。九味。

少阴病，得之二三日，麻黄附子甘草汤，微发汗。第四十。三味。

脉浮，小便不利，微热消渴者，与五苓散。第四十一。五味。

【原文】

大法，春夏宜发汗[1]。

【注释】

[1] 春夏宜发汗：春夏二季宜用汗法。阳气升发于春季，旺盛于夏季，天人相应，人体阳气也随春夏二季浮盛于外。风寒外袭，因阳气浮盛，抗邪有力，故其病多在肌表，宜用汗法。

【原文】

凡发汗，欲令手足俱周，时出似漐漐然，一时间许[1]益佳，不可令如水流离。若病不解，当重发汗，汗多者必亡阳，阳虚不得重发汗也。

【注释】

[1] 一时间许：指发汗持续一个时辰左右。

【原文】

凡服汤发汗，中病便止，不必尽剂也。

凡云可发汗，无汤者，丸散亦可用，要以汗出为解，然不如汤随证良验。

太阳病，外证未解，脉浮弱者，当以汗解，宜桂枝汤。方一。

桂枝三两，去皮　芍药三两　甘草二两，炙　生姜三两，切　大枣十二枚，擘

上五味，以水七升，煮取三升，去滓，温服一升，啜粥将息，如初法。

脉浮而数者，可发汗，属桂枝汤证。二。用前第一方，一法用麻黄汤。

阳明病，脉迟，汗出多，微恶寒者，表未解也，可发汗，属桂枝汤证。三。用前第一方。

夫病脉浮大，问病者，言但便鞕耳。设利者，为大逆。鞕为实，汗出而解。何以故？脉浮当以汗解。

伤寒，其脉不弦紧而弱，弱者必渴，被火必谵语，弱者发热脉浮，解之，当汗出愈。

病人烦热，汗出即解，又如疟状，日晡所发热者，属阳明也。脉浮虚者，当发汗，属桂枝汤证。四。用前第一方。

病常自汗出者，此为荣气和，荣气和者，外不谐，以卫气不共荣气谐和故尔。以荣行脉中，卫行脉外，复发其汗，荣卫和则

愈，属桂枝汤证。五。<small>用前第一方。</small>

病人脏无他病，时发热，自汗出而不愈者，此卫气不和也，先其时发汗则愈，属桂枝汤证。六。<small>用前第一方。</small>

脉浮而紧，浮则为风，紧则为寒，风则伤卫，寒则伤荣，荣卫俱病，骨节烦疼，可发其汗，宜麻黄汤。方七。

麻黄<small>三两，去节</small>　桂枝<small>二两</small>　甘草<small>一两，炙</small>　杏仁<small>七十个，去皮尖</small>

上四味，以水八升，先煮麻黄，减二升，去上沫，内诸药，煮取二升半，去滓，温服八合。温覆取微似汗，不须啜粥，余如桂枝将息。

太阳病不解，热结膀胱，其人如狂，血自下，下者愈。其外未解者，尚未可攻，当先解其外，属桂枝汤证。八。<small>用前第一方。</small>

太阳病，下之微喘者，表未解也，宜桂枝加厚朴杏子汤。方九。

桂枝<small>三两，去皮</small>　芍药<small>三两</small>　生姜<small>三两，切</small>　甘草<small>二两，炙</small>　厚朴<small>二两，炙，去皮</small>　杏仁<small>五十个，去皮尖</small>　大枣<small>十二枚，擘</small>

上七味，以水七升，煮取三升，去滓，温服一升。

伤寒脉浮紧，不发汗，因致衄者，属麻黄汤证。十。<small>用前第七方。</small>

阳明病，脉浮无汗而喘者，发汗则愈，属麻黄汤证。十一。<small>用前第七方。</small>

太阴病，脉浮者，可发汗，属桂枝汤证。十二。<small>用前第一方。</small>

太阳病，脉浮紧，无汗，发热，身疼痛，八九日不解，表证仍在，当复发汗。服汤已，微除，其人发烦目瞑，剧者必衄，衄乃解。所以然者，阳气重故也。属麻黄汤证。十三。<small>用前第七方。</small>

脉浮者，病在表，可发汗，属麻黄汤证。十四。<small>用前第七方。一法用桂枝汤。</small>

伤寒不大便六七日，头痛有热者，与承气汤。其小便清者—云
大便青，知不在里，续在表也[1]，当须发汗。若头痛者，必衄，属
桂枝汤证。十五。用前第一方。

【注释】

[1]续在表也："续"作"仍"，指邪气仍在太阳之表，未入
阳明之里。

【原文】

下利腹胀满，身体疼痛者，先温其里，乃攻其表。温里宜四
逆汤，攻表宜桂枝汤。十六。用前第一方。

四逆汤方

甘草二两，炙　干姜一两半　附子一枚，生，去皮，破八片

上三味，以水三升，煮取一升二合，去滓，分温再服。强人
可大附子一枚，干姜三两。

下利后，身疼痛，清便自调者，急当救表，宜桂枝汤发汗。
十七。用前第一方。

太阳病，头痛发热，汗出恶风寒者，属桂枝汤证。十八。用前
第一方。

太阳中风，阳浮而阴弱。阳浮者，热自发；阴弱者，汗自
出。啬啬恶寒，淅淅恶风，翕翕发热，鼻鸣干呕者，属桂枝汤
证。十九。用前第一方。

太阳病，发热汗出者，此为荣弱卫强，故使汗出，欲救邪
风，属桂枝汤证。二十。用前第一方。

太阳病，下之后，其气上冲者，属桂枝汤证。二十一。用前第
一方。

太阳病，初服桂枝汤，反烦不解者，先刺风池、风府，却与桂枝汤则愈。二十二。用前第一方。

烧针令其汗，针处被寒，核起而赤者，必发奔豚。气从少腹上撞心者，灸其核上各一壮，与桂枝加桂汤。方二十三。

桂枝五两，去皮　甘草二两，炙　大枣十二枚，擘　芍药三两　生姜三两，切

上五味，以水七升，煮取三升，去滓，温服一升。本云桂枝汤，今加桂，满五两。所以加桂者，以能泄奔豚气也。

太阳病，项背强几几，反汗出恶风者，宜桂枝加葛根汤。方二十四。

葛根四两　麻黄三两，去节　甘草二两，炙　芍药三两　桂枝二两　生姜三两　大枣十二枚，擘

上七味，以水一斗，煮麻黄、葛根，减二升，去上沫，内诸药，煮取三升，去滓，温服一升，覆取微似汗，不须啜粥助药力，余将息依桂枝法。注见第二卷中。

太阳病，项背强几几，无汗恶风者，属葛根汤证。二十五。用前第二十四方。

太阳与阳明合病，必自下利，不呕者，属葛根汤证。二十六。用前方。一云，用后第二十八方。

太阳与阳明合病，不下利，但呕者，宜葛根加半夏汤。方二十七。

葛根四两　半夏半升，洗　大枣十二枚，擘　桂枝去皮，二两　芍药二两　甘草二两，炙　麻黄三两，去节　生姜三两

上八味，以水一斗，先煮葛根、麻黄，减二升，去上沫，内诸药，煮取三升，去滓，温服一升，覆取微似汗。

太阳病，桂枝证，医反下之，利遂不止，脉促者，表未解

也，喘而汗出者，宜葛根黄芩黄连汤。方二十八。促作纵。

葛根八两　黄连三两　黄芩三两　甘草二两，炙

上四味，以水八升，先煮葛根，减二升，内诸药，煮取二升，去滓，分温再服。

太阳病，头痛发热，身疼腰痛，骨节疼痛，恶风无汗而喘者，属麻黄汤证。二十九。用前第七方。

太阳与阳明合病，喘而胸满者，不可下，属麻黄汤证。三十。用前第七方。

太阳中风，脉浮紧，发热恶寒，身疼痛，不汗出而烦躁者，大青龙汤主之。若脉微弱，汗出恶风者，不可服之，服之则厥逆，筋惕肉瞤，此为逆也。大青龙汤方。三十一。

麻黄六两，去节　桂枝二两，去皮　杏仁四十枚，去皮尖　甘草二两，炙　石膏如鸡子大，碎　生姜三两，切　大枣十二枚，擘

上七味，以水九升，先煮麻黄，减二升，去上沫，内诸药，煮取三升，温服一升，覆取微似汗。汗出多者，温粉粉之。一服汗者，勿更服。若复服，汗出多者，亡阳，遂一作逆虚，恶风烦躁，不得眠也。

阳明中风，脉弦浮大而短气，腹都满，胁下及心痛，久按之，气不通，鼻干不得汗，嗜卧，一身及目悉黄，小便难，有潮热，时时哕，耳前后肿，刺之小差。外不解，过十日，脉续浮者，与小柴胡汤。脉但浮，无余证者，与麻黄汤。用前第七方。不溺，腹满加哕者，不治。三十二。

小柴胡汤方

柴胡八两　黄芩三两　人参三两　甘草三两，炙　生姜三两，切　半夏半升，洗　大枣十二枚，擘

上七味，以水一斗二升，煮取六升，去滓，再煎取三升，温

服一升，日三服。

太阳病，十日以去，脉浮而细，嗜卧者，外已解也。设胸满胁痛者，与小柴胡汤；脉但浮者，与麻黄汤。三十三。并用前方。

伤寒脉浮缓，身不疼，但重，乍有轻时，无少阴证者，可与大青龙汤发之。三十四。用前第三十一方。

伤寒表不解，心下有水气，干呕，发热而咳，或渴，或利，或噎，或小便不利、少腹满，或喘者，宜小青龙汤。方三十五。

麻黄二两，去节　芍药二两　桂枝二两，去皮　甘草二两，炙　细辛二两
五味子半升　半夏半升，洗　干姜三两

上八味，以水一斗，先煮麻黄，减二升，去上沫，内诸药，煮取三升，去滓，温服一升。若渴，去半夏，加栝楼根三两；若微利，去麻黄，加荛花，如一鸡子，熬令赤色；若噎，去麻黄，加附子一枚，炮；若小便不利，少腹满，去麻黄，加茯苓四两；若喘，去麻黄，加杏仁半升，去皮尖。且荛花不治利，麻黄主喘，今此语反之。疑非仲景意。注见第三卷中。

伤寒心下有水气，咳而微喘，发热不渴。服汤已渴者，此寒去欲解也，属小青龙汤证。三十六。用前方。

中风往来寒热，伤寒五六日以后，胸胁苦满，嘿嘿不欲饮食，烦心喜呕，或胸中烦而不呕，或渴，或腹中痛，或胁下痞鞕，或心下悸，小便不利，或不渴，身有微热，或咳者，属小柴胡汤证。三十七。用前第三十二方。

伤寒四五日，身热恶风，颈项强，胁下满，手足温而渴者，属小柴胡汤证。三十八。用前第三十二方。

伤寒六七日，发热微恶寒，支节烦疼，微呕，心下支结，外证未去者，柴胡桂枝汤主之。方三十九。

柴胡四两　黄芩一两半　人参一两半　桂枝一两半，去皮　生姜一两半，

切 半夏_{二合半，洗} 芍药_{一两半} 大枣_{六枚，擘} 甘草_{一两，炙}

上九味，以水六升，煮取三升，去滓，温服一升，日三服。本云人参汤，作如桂枝法，加半夏、柴胡、黄芩，如柴胡法，今着人参，作半剂。

少阴病，得之二三日，麻黄附子甘草汤微发汗，以二三日无证，故微发汗也。四十。

麻黄_{二两，去根节} 甘草_{二两，炙} 附子_{一枚，炮，去皮，破八片}

上三味，以水七升，先煮麻黄一二沸，去上沫，内诸药，煮取二升半，去滓，温服八合，日三服。

脉浮，小便不利，微热消渴者，与五苓散，利小便，发汗。四十一。

猪苓_{十八铢，去皮} 茯苓_{十八铢} 白术_{十八铢} 泽泻_{一两六铢} 桂枝_{半两，去皮}

上五味，捣为散，以白饮和服方寸匕，日三服。多饮暖水，汗出愈。

伤寒论卷第八

辨发汗后病脉证并治第十七

合二十五法，方二十四首

本篇集发汗后或表邪仍在、或表邪传里、或转为里虚、或转为里实等条文，以说明对于汗后所发生的诸般变化，亦当依照"随证治之"的原则进行处理。

【原文】

太阳病，发汗，遂漏不止，恶风，小便难，四肢急，难以屈伸者，属桂枝加附子汤。第一。六味。前有八病证。

太阳病，服桂枝汤，烦不解，先刺风池、风府，却与桂枝汤。第二。五味。

服桂枝汤，汗出，脉洪大者，与桂枝汤。若形似疟，一日再发者，属桂枝二麻黄一汤。第三。七味。

服桂枝汤，汗出后，烦渴不解，脉洪大者，属白虎加人参汤。第四。五味。

伤寒，脉浮，自汗出，小便数，心烦，恶寒，脚挛急，与桂枝攻表，得之便厥，咽干，烦躁吐逆，作甘草干姜汤。厥愈，更作芍药甘草汤，其脚即伸。若胃气不和，与调胃承气汤。若重发汗，加烧针者，与四逆汤。第五。甘草干姜汤、芍药甘草汤，并二味。调胃承气汤、四逆汤，并三味。

太阳病，脉浮紧，无汗发热，身疼，八九日不解，服汤已，发烦必衄，宜麻黄汤。第六。四味。

伤寒发汗已解，半日复烦，脉浮数者，属桂枝汤证。第七。用前第二方。

发汗后，身疼，脉沉迟者，属桂枝加芍药生姜各一两人参三两新加汤。第八。六味。

发汗后，不可行桂枝汤，汗出而喘，无大热者，可与麻黄杏子甘草石膏汤。第九。四味。

发汗过多，其人叉手自冒心，心下悸，欲得按者，属桂枝甘草汤。第十。二味。

发汗后，脐下悸，欲作奔豚，属茯苓桂枝甘草大枣汤。第十一。四味。甘澜水法附。

发汗后，腹胀满者，属厚朴生姜半夏甘草人参汤。第十二。五味。

发汗，病不解，反恶寒者，虚也，属芍药甘草附子汤。第十三。三味。

发汗后，不恶寒，但热者，实也，当和胃气，属调胃承气汤证。十四。用前第五方。

太阳病，发汗后，大汗出，胃中干，烦躁不得眠。若脉浮，小便不利，渴者，属五苓散。第十五。五味。

发汗已，脉浮数，烦渴者，属五苓散证。第十六。用前第十五方。

伤寒汗出而渴者，宜五苓散；不渴者，属茯苓甘草汤。第十七。四味。

太阳病，发汗不解，发热，心悸，头眩，身瞤动，欲擗一作僻地者，属真武汤。第十八。五味。

伤寒汗出，解之后，胃中不和，心下痞，干噫，腹中雷鸣下利者，属生姜泻心汤。第十九。八味。

伤寒汗出不解，心中痞，呕吐下利者，属大柴胡汤。第二十。八味。

阳明病，自汗，若发其汗，小便自利，虽鞭不可攻，须自欲大便，宜蜜煎、若土瓜根、猪胆汁为导。第二十一。蜜煎一味，猪胆方二味。

太阳病三日，发汗不解，蒸蒸发热者，属调胃承气汤证。第二十二。用前第五方。

大汗出，热不去，内拘急，四肢疼，又下利厥逆恶寒者，属四逆汤证。第二十三。用前第五方。

发汗后不解，腹满痛者，急下之，宜大承气汤。第二十四。四味。

发汗多，亡阳谵语者，不可下，与柴胡桂枝汤和其荣卫，后自愈。第二十五。九味。

【原文】

二阳并病，太阳初得病时，发其汗，汗先出不彻，因转属阳明，续自微汗出，不恶寒。若太阳病证不罢者，不可下，下之为逆，如此可小发汗。设面色缘缘正赤者，阳气怫郁在表，当解之熏之。若发汗不彻，不足言，阳气怫郁不得越，当汗不汗，其人烦躁，不知痛处，乍在腹中，乍在四肢，按之不可得，其人短气，但坐以汗出不彻故也，更发汗则愈。何以知汗出不彻？以脉涩故知也。

未持脉时，病人叉手自冒心，师因教试令咳，而不即咳者，此必两耳聋无闻也。所以然者，以重发汗，虚故如此。

发汗后，饮水多必喘，以水灌之亦喘。

发汗后，水药不得入口为逆。若更发汗，必吐下不止。

阳明病，本自汗出，医更重发汗，病已差，尚微烦不了了者，必大便鞕故也。以亡津液，胃中干燥，故令大便鞕。当问小便日几行，若本小便日三四行，今日再行，故知大便不久出。今为小便数少，以津液当还入胃中，故知不久必大便也。

发汗多，若重发汗者，亡其阳，谵语。脉短者死，脉自和者不死。

伤寒发汗已，身目为黄，所以然者，以寒湿—作温在里不解故也。以为不可下也，于寒湿中求之。

病人有寒，复发汗，胃中冷，必吐蚘。

太阳病，发汗，遂漏不止，其人恶风，小便难，四肢微急，难以屈伸者，属桂枝加附子汤。方一。

桂枝三两，去皮　芍药三两　甘草二两，炙　生姜三两，切　大枣十二枚，擘　附子一枚，炮

上六味，以水七升，煮取三升，去滓，温服一升。本云桂枝汤，今加附子。

太阳病，初服桂枝汤，反烦不解者，先刺风池、风府，却与桂枝汤则愈。方二。

桂枝三两，去皮　芍药三两　生姜三两，切　甘草二两，炙　大枣十二枚，擘

上五味，以水七升，煮取三升，去滓，温服一升。须臾啜热稀粥一升，以助药力。

服桂枝汤，大汗出，脉洪大者，与桂枝汤，如前法。若形似疟，一日再发者，汗出必解，属桂枝二麻黄一汤。方三。

桂枝一两十七铢　芍药一两六铢　麻黄一十六铢，去节　生姜一两六铢　杏仁十六个，去皮尖　甘草一两二铢，炙　大枣五枚，擘

上七味，以水五升，先煮麻黄一二沸，去上沫，内诸药，煮取二升，去滓，温服一升，日再服。本云桂枝汤二分，麻黄汤一分，合为二升，分再服，今合为一方。

服桂枝汤，大汗出后，大烦渴不解，脉洪大者，属白虎加人参汤。方四。

知母六两　石膏一斤，碎，绵裹　甘草二两，炙　粳米六合　人参二两

上五味，以水一斗，煮米熟汤成，去滓，温服一升，日三服。

伤寒脉浮，自汗出，小便数，心烦，微恶寒，脚挛急，反与桂枝，欲攻其表，此误也。得之便厥，咽中干，烦躁吐逆者，作甘草干姜汤与之，以复其阳；若厥愈足温者，更作芍药甘草汤与之，其脚即伸；若胃气不和，谵语者，少与调胃承气汤；若重发汗，复加烧针者，与四逆汤。五。

甘草干姜汤方

甘草四两，炙　干姜二两

上二味，以水三升，煮取一升五合，去滓，分温再服。

芍药甘草汤方

白芍药四两　甘草四两，炙

上二味，以水三升，煮取一升五合，去滓，分温再服。

调胃承气汤方

大黄四两，去皮，清酒洗　甘草二两，炙　芒硝半升

上三味，以水三升，煮取一升，去滓，内芒硝，更上微火，煮令沸，少少温服之。

四逆汤方

甘草二两，炙　干姜一两半　附子一枚，生用，去皮，破八片

上三味，以水三升，煮取一升二合，去滓，分温再服。强人可大附子一枚，干姜三两。

太阳病，脉浮紧，无汗，发热，身疼痛，八九日不解，表证仍在，此当复发汗。服汤已，微除，其人发烦目瞑，剧者必衄，衄乃解。所以然者，阳气重故也，宜麻黄汤。方六。

麻黄三两，去节　桂枝二两，去皮　甘草一两，炙　杏仁七十个，去皮尖

上四味，以水九升，先煮麻黄减二升，去上沫，内诸药，煮取二升半，去滓，温服八合，覆取微似汗，不须啜粥。

伤寒发汗，已解半日许，复烦，脉浮数者，可更发汗，属桂枝汤证。七。用前第二方。

发汗后，身疼痛，脉沉迟者，属桂枝加芍药生姜各一两人参三两新加汤。方八。

桂枝三两，去皮　芍药四两　生姜四两　甘草二两，炙　人参三两　大枣十二枚，擘

上六味，以水一斗二升，煮取三升，去滓，温服一升。本云桂枝汤，今加芍药、生姜、人参。

发汗后，不可更行桂枝汤，汗出而喘，无大热者，可与麻黄杏子甘草石膏汤。方九。

麻黄四两，去节　杏仁五十个，去皮尖　甘草二两，炙　石膏半斤，碎

上四味，以水七升，先煮麻黄，减二升，去上沫，内诸药，煮取二升，去滓，温服一升。本云，黄耳杯。

发汗过多，其人叉手自冒心，心下悸，欲得按者，属桂枝甘草汤。方十。

桂枝二两，去皮　甘草二两，炙

上二味，以水三升，煮取一升，去滓，顿服。

发汗后，其人脐下悸者，欲作奔豚，属茯苓桂枝甘草大枣汤。方十一。

茯苓半斤　桂枝四两，去皮　甘草二两，炙　大枣十五枚，擘

上四味，以甘澜水一斗，先煮茯苓减二升，内诸药，煮取三升，去滓，温服一升，日三服。

作甘澜水法：取水二斗，置大盆内，以杓扬之，水上有珠子五六千颗相逐，取用之。

发汗后，腹胀满者，属厚朴生姜半夏甘草人参汤。方十二。

厚朴半斤，炙　生姜半斤　半夏半升，洗　甘草二两，炙　人参一两

上五味，以水一斗，煮取三升，去滓，温服一升，日三服。

发汗，病不解，反恶寒者，虚故也，属芍药甘草附子汤。方十三。

芍药三两　甘草三两　附子一枚，炮，去皮，破六片

上三味，以水三升，煮取一升二合，去滓，分温三服。疑非仲景方。

发汗后，恶寒者，虚故也；不恶寒，但热者，实也，当和胃气，属调胃承气汤证。十四。用前第五方，一法用小承气汤。

太阳病，发汗后，大汗出，胃中干，烦躁不得眠，欲得饮水者，少少与饮之，令胃气和则愈。若脉浮，小便不利，微热消渴者，属五苓散。方十五。

猪苓十八铢，去皮　泽泻一两六铢　白术十八铢　茯苓十八铢　桂枝半两，去皮

上五味，捣为散，以白饮和服方寸匕，日三服，多饮暖水，汗出愈。

发汗已，脉浮数，烦渴者，属五苓散证。十六。用前第十五方。

伤寒汗出而渴者，宜五苓散；不渴者，属茯苓甘草汤。方十七。

茯苓二两　桂枝二两　甘草一两,炙　生姜一两

上四味，以水四升，煮取二升，去滓，分温三服。

太阳病发汗，汗出不解，其人仍发热，心下悸，头眩，身𥆧动，振振欲擗—作僻地者，属真武汤。方十八。

茯苓三两　芍药三两　生姜三两,切　附子一枚,炮,去皮,破八片　白术二两

上五味，以水八升，煮取三升，去滓，温服七合，日三服。

伤寒汗出解之后，胃中不和，心下痞鞕，干噫食臭，胁下有水气，腹中雷鸣下利者，属生姜泻心汤。方十九。

生姜四两　甘草三两,炙　人参三两　干姜一两　黄芩三两　半夏半升,洗　黄连一两　大枣十二枚,擘

上八味，以水一斗，煮取六升，去滓，再煎取三升，温服一升，日三服。生姜泻心汤，本云理中人参黄芩汤，去桂枝、术，加黄连，并泻肝法。

伤寒发热，汗出不解，心中痞鞕，呕吐而下利者，属大柴胡汤。方二十。

柴胡半斤　枳实四枚,炙　生姜五两　黄芩三两　芍药三两　半夏半升,洗　大枣十二枚,擘

上七味，以水一斗二升，煮取六升，去滓，再煎取三升，温服一升，日三服。一方加大黄二两，若不加，恐不名大柴胡汤。

阳明病，自汗出，若发汗，小便自利者，此为津液内竭，虽鞕不可攻之。须自欲大便，宜蜜煎导而通之，若土瓜根及大猪胆汁，皆可为导。二十一。

蜜煎方

食蜜七合

上一味，于铜器内，微火煎，当须凝如饴状，搅之勿令焦著，欲可丸，并手捻作挺，令头锐，大如指许，长二寸。当热时急作，冷则鞕，以内谷道中，以手急抱，欲大便时，乃去之。疑非仲景意，已试甚良。

又大猪胆一枚，泻汁，和少许法醋，以灌谷道内，如一食顷，当大便出宿食恶物，甚效。

太阳病，三日发汗不解，蒸蒸发热者，属胃也，属调胃承气汤证。二十二。用前第五方。

大汗出，热不去，内拘急，四肢疼，又下利厥逆而恶寒者，属四逆汤证。二十三。用前第五方。

发汗后不解，腹满痛者，急下之，宜大承气汤。方二十四。

大黄四两，酒洗　厚朴半斤，炙　枳实五枚，炙　芒硝三合

上四味，以水一斗，先煮二物，取五升，内大黄，更煮取二升，去滓，内芒硝，更一二沸，分再服。得利者，止后服。

发汗多，亡阳谵语者，不可下，与柴胡桂枝汤，和其荣卫，以通津液，后自愈。方二十五。

柴胡四两　桂枝一两半，去皮　黄芩一两半　芍药一两半　生姜一两半　大枣六个，擘　人参一两半　半夏二合半，洗　甘草一两，炙

上九味，以水六升，煮取三升，去滓，温服一升，日三服。

辨不可吐第十八

本篇集论中不可吐证凡四条。

【原文】

太阳病，当恶寒发热，今自汗出，反不恶寒发热，关上脉细数者，以医吐之过也。若得病一二日吐之者，腹中饥，口不能食；三四日吐之者，不喜糜粥，欲食冷食，朝食暮吐。以医吐之所致也，此为小逆。

太阳病，吐之，但太阳病当恶寒，今反不恶寒，不欲近衣者，此为吐之内烦也。

少阴病，饮食入口则吐，心中温温欲吐，复不能吐。始得之，手足寒，脉弦迟者，此胸中实，不可下也。若膈上有寒饮干呕者，不可吐也，当温之。

诸四逆厥者，不可吐之，虚家亦然。

辨可吐第十九

合二法，五证。

本篇集有关运用吐法的注意事项及可吐脉证共七条。

【原文】

大法，春宜吐[1]。

凡用吐，汤中病便止[2]，不必尽剂也。

【注释】

[1]大法，春宜吐：春季适宜用吐法。

[2]中病便止：指患者所患疾病大体已去，就应当停止服用该药。

【原文】

病如桂枝证，头不痛，项不强，寸脉微浮，胸中痞鞕，气上撞咽喉，不得息者，此为有寒，当吐之。一云，此以内有久痰，宜吐之。

病胸上诸实[1]一作寒，胸中郁郁而痛，不能食，欲使人按之，而反有涎唾，下利日十余行，其脉反迟，寸口脉微滑，此可吐之。吐之，利则止。

【注释】

[1]病胸上诸实：指上焦有痰涎宿饮等有形实邪阻滞。

【原文】

少阴病，饮食入口则吐，心中温温欲吐，复不能吐者，宜吐之。

宿食在上管[1]者，当吐之。

【注释】

[1] 上管：《注解伤寒论》作"上脘"，指胃上口。

【原文】

病手足逆冷，脉乍结，以客气在胸中，心下满而烦，欲食不能食者，病在胸中，当吐之。

伤寒论卷第九

辨不可下病脉证并治第二十

合四法，方六首。

本篇讨论有关不可下病脉证。

【原文】

阳明病潮热，大便微鞭，与大承气汤。若不大便六七日，恐有燥屎，与小承气汤和之。第一。大承气四味，小承气三味。前有四十病证。

伤寒中风，反下之，心下痞，医复下之，痞益甚，属甘草泻心汤。第二。六味。

下利脉大者，虚也，以强下之也。设脉浮革，肠鸣者，属当归四逆汤。第三。七味，下有阳明病二证。

阳明病，汗自出，若发汗，小便利，津液内竭，虽鞭，不可攻，须自大便，宜蜜煎，若土瓜根、猪胆汁导之。第四。蜜煎，一味。猪胆汁，二味。

【原文】

脉濡而弱，弱反在关，濡反在颠，微反在上，涩反在下。微则阳气不足，涩则无血，阳气反微，中风汗出，而反躁烦；涩则无血，厥而且寒。阳微则不可下，下之则心下痞鞭。

动气在右，不可下，下之则津液内竭，咽燥鼻干，头眩心悸也。

动气在左，不可下，下之则腹内拘急，食不下，动气更剧，虽有身热，卧则欲蜷。

动气在上，不可下，下之则掌握[1]热烦，身上浮冷，热汗自泄，欲得水自灌[2]。

动气在下，不可下，下之则腹胀满，卒起头眩，食则下清谷，心下痞也。

【注释】

[1]掌握：即掌心。

[2]水自灌：灌，即浇洗，并非多饮。水自灌，即用冷水灌洗。

【原文】

咽中闭塞，不可下，下之则上轻下重[1]，水浆不下，卧则欲蜷，身急痛，下利日数十行。

【注释】

[1]上轻下重：即头轻脚重之感。

【原文】

诸外实者，不可下，下之则发微热。亡脉[1]厥者，当齐握热[2]。

【注释】

［1］亡脉：即无脉，为热闭阳郁，脉搏一时不续之象。

［2］当齐握热：齐，即脐。当齐握热，即当脐发热，为邪热内伏之证。

【原文】

诸虚者，不可下，下之则大渴。求水[1]者易愈，恶水[2]者剧。

【注释】

［1］求水：渴而欲求水饮水，提示阳气未竭，犹能消水。

［2］恶水：渴而反讨厌喝水，提示胃阳消亡，不能化水。

【原文】

脉濡而弱，弱反在关，濡反在颠，弦反在上，微反在下。弦为阳运，微为阴寒，上实下虚，意欲得温。微弦为虚，虚者不可下也。微则为咳，咳则吐涎，下之则咳止，而利因不休。利不休，则胸中如虫啮，粥入则出，小便不利，两胁拘急，喘息为难，颈背相引[1]，臂则不仁[2]。极寒反汗出，身冷若冰，眼睛不慧[3]，语言不休，而谷气多入，此为除中_{亦云消中}，口虽欲言，舌不得前[4]。

【注释】

［1］颈背相引：即项背牵掣疼痛。

［2］臂则不仁：即四肢麻木不仁。

　［3］眼睛不慧：指视物不明。

　［4］舌不得前：舌萎不能前伸。

【原文】

　脉濡而弱，弱反在关，濡反在颠，浮反在上，数反在下。浮为阳虚，数为无血。浮为虚，数生热。浮为虚，自汗出而恶寒；数为痛，振而寒栗。微弱在关，胸下为急，喘汗而不得呼吸。呼吸之中，痛在于胁，振寒相搏[1]，形如疟状。医反下之，故令脉数发热，狂走见鬼[2]，心下为痞，小便淋漓，少腹甚鞭，小便则尿血也。

【注释】

　［1］振寒相搏：指寒战时发。

　［2］狂走见鬼：形容神志昏狂。

【原文】

　脉濡而紧，濡则卫气微，紧则荣中寒。阳微卫中风，发热而恶寒，荣紧胃气冷，微呕心内烦。医谓有大热，解肌而发汗，亡阳虚烦躁，心下苦痞坚，表里俱虚竭，卒起而头眩，客热在皮肤，怅怏[1]不得眠。不知胃气冷，紧寒在关元，技巧无所施，汲水灌其身。客热应时罢，栗栗而振寒，重被而覆之，汗出而冒颠。体惕而又振，小便为微难，寒气因水发，清谷不容间。呕变[2]反肠出[3]，颠倒[4]不得安，手足为微逆，身冷而内烦，迟欲从后救，安可复追还。

【注释】

[1] 怅怏（yàng）：失意不乐的神态。

[2] 呕变：呕吐带有异味。

[3] 反肠出：直肠脱出，即脱肛。

[4] 颠倒：形容翻来覆去，坐卧不安。

【原文】

脉浮而大，浮为气实，大为血虚。血虚为无阴，孤阳独下阴部者，小便当赤而难，胞中[1]当虚。今反小便利而大汗出，法应卫家当微，今反更实，津液四射[2]，荣竭血尽，干烦而不眠，血薄肉消，而成暴—云黑液[3]。医复以毒药[4]攻其胃，此为重虚，客阳去有期，必下如污泥而死。

【注释】

[1] 胞中：此指膀胱。

[2] 津液四射：此指小便利而大汗出。

[3] 暴液："暴"同"爆"。暴液，指火热煎熬津液。

[4] 毒药：此指峻下药物。

【原文】

脉浮而紧，浮则为风，紧则为寒，风则伤卫，寒则伤荣，荣卫俱病，骨节烦疼，当发其汗，而不可下也。

趺阳脉迟而缓，胃气如经也。趺阳脉浮而数，浮则伤胃，数则动脾，此非本病，医特下之所为也。荣卫内陷，其数先微，脉反但浮，其人必大便鞕，气噫而除。何以言之，本以数脉动脾，其数先微，故知脾气不治，大便鞕，气噫而除。今脉反浮，其数改微，邪气独留，心中则饥，邪热不杀谷，潮热发渴，数脉当迟缓，脉因前后度数如法，病者则饥。数脉不时，则生恶疮也。

脉数者，久数不止。止则邪结[1]，正气不能复，正气却结于脏，故邪气浮之，与皮毛相得。脉数者，不可下，下之必烦，利不止。

【注释】

[1] 止则邪结：脉见久数，若数而见止，则主邪热结滞不行。

【原文】

少阴病，脉微，不可发汗，亡阳故也。阳已虚，尺中弱涩者，复不可下之。

脉浮大，应发汗，医反下之，此为大逆也。

脉浮而大，心下反鞕，有热。属脏者，攻之，不令发汗；属腑者，不令溲数。溲数则大便鞕，汗多则热愈，汗少则便难，脉迟尚未可攻。

二阳并病，太阳初得病时，而发其汗，汗先出不彻，因转属阳明，续自微汗出，不恶寒。若太阳证不罢者，不可下，下之为逆。

结胸证，脉浮大者，不可下，下之即死。

太阳与阳明合病，喘而胸满者，不可下。

太阳与少阳合病者，心下鞕，颈项强而眩者，不可下。

诸四逆厥者，不可下之，虚家亦然。

病欲吐者，不可下。

太阳病，有外证未解，不可下，下之为逆。

病发于阳，而反下之，热人因作结胸；病发于阴，而反下之，因作痞。

病脉浮而紧，而复下之，紧反入里，则作痞。

夫病阳多[1]者热，下之则鞕。

【注释】

[1]阳多：即阳盛。

【原文】

本虚，攻其热必哕。

无阳阴强[1]，大便鞕者，下之必清谷腹满。

【注释】

[1]无阳阴强：指阳气虚衰，阴寒内盛。

【原文】

太阴之为病，腹满而吐，食不下，自利益甚，时腹自痛，下之必胸下结鞕。

厥阴之为病，消渴，气上撞心，心中疼热，饥而不欲食，食则吐蛔，下之利不止。

少阴病，饮食入口则吐，心中温温欲吐，复不能吐。始得之，手足寒，脉弦迟者，此胸中实，不可下也。

伤寒五六日，不结胸，腹濡，脉虚，复厥者，不可下。此亡血，下之死。

伤寒发热，头痛，微汗出，发汗则不识人；熏之则喘，不得小便，心腹满；下之则短气，小便难，头痛背强；加温针则衄。

　　伤寒，脉阴阳俱紧，恶寒发热，则脉欲厥。厥者，脉初来大，渐渐小，更来渐大，是其候[1]也。如此者，恶寒，甚者翕翕汗出，喉中痛；若热多者，目赤脉多[2]，睛不慧。医复发之，咽中则伤；若复下之，则两目闭。寒多便清谷，热多便脓血；若熏之，则身发黄；若熨之，则咽燥。若小便利者，可救之；若小便难者，为危殆。

【注释】

　　[1] 是其候：指前面脉象的变化，提示少阴里虚，抗邪无力。

　　[2] 目赤脉多：指目中血络多而红赤。

【原文】

　　伤寒发热，口中勃勃[1]气出，头痛目黄，衄不可制[2]，贪水者，必呕，恶水者，厥。若下之，咽中生疮。假令手足温者，必下重，便脓血。头痛目黄者，若下之，则目闭。贪水者，若下之，其脉必厥，其声嘤[3]，咽喉塞；若发汗，则战栗，阴阳俱虚。恶水者，若下之，则里冷，不嗜食，大便完谷出；若发汗，则口中伤，舌上白胎，烦躁。脉数实，不大便六七日，后必便血；若发汗，则小便自利也。

【注释】

　　[1] 勃勃：出气盛的样子。

　　[2] 衄不可制：指出血不止的样子。

　　[3] 其声嘤（yīng）：指咽喉滞塞，声嘤嘤不扬。

【原文】

得病二三日，脉弱，无太阳柴胡证，烦躁，心下痞，至四日，虽能食，以承气汤，少少与微和之，令小安。至六日，与承气汤一升。若不大便六七日，小便少，虽不大便，但头鞕，后必溏，未定成鞕，攻之必溏；须小便利，屎定鞕，乃可攻之。

脏结无阳证，不往来寒热，其人反静，舌上胎滑者，不可攻也。

伤寒呕多，虽有阳明证，不可攻之。

阳明病，潮热，大便微鞕者，可与大承气汤；不鞕者，不可与之。若不大便六七日，恐有燥屎，欲知之法，少与小承气汤，汤入腹中，转失气者，此有燥屎也，乃可攻之。若不转失气者，此但初头鞕，后必溏，不可攻之，攻之必胀满不能食也。欲饮水者，与水则哕。其后发热者，大便必复鞕而少也，宜小承气汤和之。不转失气者，慎不可攻也。大承气汤。方一。

大黄四两　厚朴八两，炙　枳实五枚，炙　芒硝三合

上四味，以水一斗，先煮二味，取五升，下大黄，煮取二升，去滓，下芒硝，再煮一二沸，分二服，利则止后服。

小承气汤方

大黄四两，酒洗　厚朴二两，炙，去皮　枳实三枚，炙

上三味，以水四升，煮取一升二合，去滓，分温再服。

伤寒中风，医反下之，其人下利日数十行，谷不化，腹中雷鸣，心下痞鞕而满，干呕，心烦不得安。医见心下痞，谓病不尽，复下之，其痞益甚。此非结热，但以胃中虚，客气上逆，故使鞕也，属甘草泻心汤。方二。

甘草四两，炙　黄芩三两　干姜三两　大枣十二枚，擘　半夏半升，

洗　黄连一两

上六味，以水一斗，煮取六升，去滓，再煎取三升，温服一升，日三服。有人参，见第四卷中。

下利脉大者，虚也，以强下之故也。设脉浮革，因尔肠鸣者，属当归四逆汤。方三。

当归三两　桂枝三两，去皮　细辛三两　甘草二两，炙　通草二两　芍药三两　大枣二十五枚，擘

上七味，以水八升，煮取三升，去滓，温服一升半，日三服。

阳明病，身合色赤，不可攻之，必发热色黄者，小便不利也。

阳明病，心下鞕满者，不可攻之。攻之，利遂不止者，死；利止者，愈。

阳明病，自汗出，若发汗，小便自利者，此为津液内竭，虽鞕，不可攻之。须自欲大便，宜蜜煎导而通之，若土瓜根及猪胆汁，皆可为导。方四。

食蜜七合

上一味，于铜器内，微火煎，当须凝如饴状，搅之，勿令焦着，欲可丸，并手捻作挺，令头锐，大如指，长二寸许。当热时急作，冷则鞕，以内谷道中。以手急抱，欲大便时，乃去之。疑非仲景意，已试甚良。又大猪胆一枚，泻汁，和少许法醋，以灌谷道内。如一食顷，当大便出宿食恶物，甚效。

辨可下病脉证并治第二十一

合四十四法，方一十一首。

本篇讨论有关可下病脉证。

【原文】

阳明病，汗多者，急下之，宜大柴胡汤。第一。加大黄，八味。一法用小承气汤。前别有二法。

少阴病，得之二三日，口燥咽干者，急下之，宜大承气汤。第二。四味。

少阴病，六七日，腹满不大便者，急下之，宜大承气汤。第三。用前第二方。

少阴病，下利清水，心下痛，口干者，可下之，宜大柴胡、大承气汤。第四。大柴胡汤用前第一方，大承气汤用前第二方。

下利，三部脉平，心下鞕者，急下之，宜大承气汤。第五。用前第二方。

下利，脉迟滑者，内实也。利未止，当下之，宜大承气汤。第六。用前第二方。

阳明少阳合病，下利，脉不负者，顺也。脉滑数者，有宿食，当下之，宜大承气汤。第七。用前第二方。

寸脉浮大反涩，尺中微而涩，故知有宿食。当下之，宜大承气汤。第八。用前第二方。

下利，不欲食者，以有宿食，当下之，宜大承气汤。第九。

用前第二方。

下利差，至其年月日时复发[1]者，以病不尽，当下之，宜大承气汤。第十。用前第二方。

【注释】

[1] 至其年月日时复发：复发性下利有定时发作的特点。

【原文】

病腹中满痛，此为实，当下之，宜大承气、大柴胡汤。第十一。大承气用前第二方，大柴胡用前第一方。

下利，脉反滑，当有所去，下乃愈，宜大承气汤。第十二。用前第二方。

腹满不减，减不足言，当下之，宜大柴胡、大承气汤。第十三。大柴胡用前第一方，大承气用前第二方。

伤寒后，脉沉。沉者，内实也，下之解，宜大柴胡汤。第十四。用前第一方。

伤寒六七日，目中不了了，睛不和，无表里证，大便难，身微热者，实也，急下之，宜大承气、大柴胡汤。第十五。大柴胡用前第一方，大承气用前第二方。

太阳病未解，脉阴阳俱停，先振栗汗出而解。阴脉微者，下之解，宜大柴胡汤。第十六。用前第一方。一法用调胃承气汤。

脉双弦而迟者，心下鞕，脉大而紧者，阳中有阴也，可下之，宜大承气汤。第十七。用前第二方。

结胸者，项亦强，如柔痓状，下之和。第十八。结胸门用大陷胸丸。

病人无表里证，发热七八日，虽脉浮数者，可下之，宜大柴

胡汤。第十九。<small>用前第一方。</small>

太阳病，表证仍在，脉微而沉，不结胸，发狂，少腹满，小便利，下血愈，宜下之，以抵当汤。第二十。<small>四味。</small>

太阳病，身黄，脉沉结，少腹鞕，小便自利，其人如狂，血证谛，属抵当汤证。第二十一。<small>用前第二十方。</small>

伤寒有热，少腹满，应小便不利，今反利，为有血，当下之，宜抵当丸。第二十二。<small>四味。</small>

阳明病，但头汗出，小便不利，身必发黄，宜下之，茵陈蒿汤。第二十三。<small>三味。</small>

阳明证，其人喜忘，必有畜血，大便色黑，宜抵当汤下之。第二十四。<small>用前第二十方。</small>

汗出谵语，以有燥屎，过经可下之，宜大柴胡、大承气汤。第二十五。<small>大柴胡用前第一方，大承气用前第二方。</small>

病人烦热，汗出，如疟状，日晡发热，脉实者，可下之，宜大柴胡、大承气汤。第二十六。<small>大柴胡用前第一方，大承气用前第二方。</small>

阳明病，谵语，潮热，不能食，胃中有燥屎。若能食，但鞕耳。属大承气汤证。第二十七。<small>用前第二方。</small>

下利谵语者，有燥屎也，属小承气汤。第二十八。<small>三味。</small>

得病二三日，脉弱，无太阳柴胡证，烦躁，心下痞，小便利，屎定鞕，宜大承气汤。第二十九。<small>用前第二方。一云大柴胡汤。</small>

太阳中风，下利呕逆。表解，乃可攻之。属十枣汤。第三十。<small>二味。</small>

太阳病不解，热结膀胱，其人如狂，宜桃核承气汤。第三十一。<small>五味。</small>

伤寒七八日，身黄如橘子色，小便不利，腹微满者，属茵陈蒿汤证。第三十二。<small>用前第二十三方。</small>

伤寒发热，汗出不解，心中痞鞕，呕吐下利者，属大柴胡汤证。第三十三。用前第一方。

伤寒十余日，热结在里，往来寒热者，属大柴胡汤证。第三十四。用前第一方。

但结胸，无大热，水结在胸胁也，头微汗出者，属大陷胸汤。第三十五。三味。

伤寒六七日，结胸热实，脉沉紧，心下痛者，属大陷胸汤证。第三十六。用前第三十五方。

阳明病，多汗，津液外出，胃中燥，大便必鞕，谵语，属小承气汤证。第三十七。用前第二十八方。

阳明病，不吐下，心烦者，属调胃承气汤。第三十八。三味。

阳明病，脉迟，虽汗出不恶寒，身必重，腹满而喘，有潮热，大便鞕，大承气汤主之；若汗出多，微发热恶寒，桂枝汤主之。热不潮，腹大满，不通，与小承气汤。三十九。大承气汤用前第二方，小承气汤用前第二十八方。桂枝汤，五味。

阳明病，潮热，大便微鞕，与大承气汤。若不大便六七日，恐有燥屎，与小承气汤。若不转气，不可攻之。后发热，大便复鞕者，宜以小承气汤和之。第四十。并用前方。

阳明病，谵语，潮热，脉滑疾者，属小承气汤证。第四十一。用前第二十八方。

二阳并病，太阳证罢，但发潮热，汗出，大便难，谵语者，下之愈，宜大承气汤。第四十二。用前第二方。

病人小便不利，大便乍难乍易，微热喘冒者，属大承气汤证。第四十三。用前第二方。

大下，六七日不大便，烦不解，腹满痛者，属大承气汤证。第四十四。用前第二方。

【原文】

大法，秋宜下[1]。

凡可下者，用汤胜丸散[2]，中病便止，不必尽剂也。

【注释】

[1]秋宜下：下法为顺气导滞下行之法，与秋季燥金肃降之气相应相顺，也与人体秋季气机相应相顺。故秋季见可下之证，宜用下法。

[2]用汤胜丸散：选用汤剂，取其荡涤肠胃，取效迅速，远较丸、散性缓为胜。

【原文】

阳明病，发热，汗多者，急下之，宜大柴胡汤。方一。一法用小承气汤。

柴胡八两　枳实四枚，炙　生姜五两　黄芩三两　芍药三两　大枣十二枚，擘　半夏半升，洗

上七味，以水一斗二升，煮取六升，去滓，更煎取三升，温服一升，日三服。一方云，加大黄二两，若不加，恐不成大柴胡汤。

少阴病，得之二三日，口燥咽干者，急下之，宜大承气汤。方二。

大黄四两，酒洗　厚朴半斤，炙，去皮　枳实五枚，炙　芒硝三合

上四味，以水一斗，先煮二物，取五升，内大黄，更煮取二升，去滓，内芒硝，更上微火一两沸，分温再服。得下，余勿服。

少阴病，六七日腹满不大便者，急下之，宜大承气汤。三。用前第二方。

少阴病，下利清水，色纯青，心下必痛，口干燥者，可下之，宜大柴胡、大承气汤。四。用前第二方。

下利，三部脉皆平^[1]，按之心下鞕者，急下之，宜大承气汤。五。用前第二方。

【注释】

[1] 三部脉皆平：指寸、关、尺三部脉皆平实有力。

【原文】

下利，脉迟而滑者，内实也，利未欲止^[1]，当下之，宜大承气汤。六。用前第二方。

【注释】

[1] 利未欲止：指由于实热不去，下利不止。

【原文】

阳明少阳合病，必下利，其脉不负者，为顺也。负者，失也，互相克贼，名为负也。脉滑而数者，有宿食，当下之，宜大承气汤。七。用前第二方。

问曰：人病有宿食，何以别之？师曰：寸口脉浮而大，按之反涩，尺中亦微而涩，故知有宿食。当下之，宜大承气汤。八。用前第二方。

下利，不欲食者，以有宿食故也，当下之，宜大承气汤。九。用前第二方。

　　下利差，至其年月日时复发者，以病不尽故也，当下之，宜大承气汤。十。_{用前第二方。}

　　病腹中满痛者，此为实也，当下之，宜大承气、大柴胡汤。十一。_{用前第一、第二方。}

　　下利，脉反滑，当有所去，下乃愈，宜大承气汤。十二。_{用前第二方。}

　　腹满不减，减不足言，当下之，宜大柴胡、大承气汤。十三。_{用前第一、第二方。}

　　伤寒后脉沉，沉者，内实也，下之解，宜大柴胡汤。十四。_{用前第一方。}

　　伤寒六七日，目中不了了，睛不和，无表里证，大便难，身微热者，此为实也，急下之，宜大承气、大柴胡汤。十五。_{用前第一、第二方。}

　　太阳病未解，脉阴阳俱停_{一作微}，必先振栗汗出而解。但阴脉微_{一作尺脉实}者，下之而解，宜大柴胡汤。十六。_{用前第一方。一法用调胃承气汤。}

　　脉双弦而迟者，必心下鞕；脉大而紧者，阳中有阴也，可下之，宜大承气汤。十七。_{用前第二方。}

　　结胸者，项亦强，如柔痉状，下之则和。十八。_{结胸门用大陷胸丸。}

　　病人无表里证，发热七八日，虽脉浮数者，可下之，宜大柴胡汤。十九。_{用前第一方。}

　　太阳病，六七日表证仍在，脉微而沉，反不结胸，其人发狂者，以热在下焦，少腹当鞕满，而小便自利者，下血乃愈。所以然者，以太阳随经，瘀热在里故也，宜下之，以抵当汤。方二十。

水蛭三十枚，熬　桃仁二十枚，去皮尖　虻虫三十枚，去翅足，熬　大黄三两，去皮，破六片

上四味，以水五升，煮取三升，去滓，温服一升。不下者，更服。

太阳病，身黄，脉沉结，少腹鞕满，小便不利者，为无血也；小便自利，其人如狂者，血证谛，属抵当汤证。二十一。用前第二十方。

伤寒有热，少腹满，应小便不利，今反利者，为有血也，当下之，宜抵当丸。方二十二。

大黄三两　桃仁二十五个，去皮尖　虻虫去翅足，熬　水蛭各二十个，熬

上四味，捣筛，为四丸，以水一升，煮一丸，取七合服之，晬时当下血，若不下者，更服。

阳明病，发热汗出者，此为热越，不能发黄也；但头汗出，身无汗，剂颈而还，小便不利，渴引水浆者，以瘀热在里，身必发黄，宜下之，以茵陈蒿汤。方二十三。

茵陈蒿六两　栀子十四个，擘　大黄二两，破

上三味，以水一斗二升，先煮茵陈，减六升，内二味，煮取三升，去滓，分温三服，小便当利，尿如皂荚汁状，色正赤。一宿腹减，黄从小便去也。

阳明证，其人喜忘者，必有蓄血。所以然者，本有久瘀血，故令喜忘。屎虽鞕，大便反易，其色必黑，宜抵当汤下之。二十四。用前第二十方。

汗—作卧出谵语者，以有燥屎在胃中，此为风也。须下者，过经乃可下之。下之若早者，语言必乱，以表虚里实故也。下之愈，宜大柴胡、大承气汤。二十五。用前第一、第二方。

病人烦热，汗出则解，又如疟状，日晡所发热者，属阳明

也。脉实者，可下之，宜大柴胡、大承气汤。二十六。用前第一、第二方。

阳明病，谵语，有潮热，反不能食者，胃中有燥屎五六枚也；若能食者，但鞕耳，属大承气汤证。二十七。用前第二方。

下利谵语者，有燥屎也，属小承气汤。方二十八。

大黄四两　厚朴二两，炙，去皮　枳实三枚，炙

上三味，以水四升，煮取一升二合，去滓，分温再服。若更衣者，勿服之。

得病二三日，脉弱，无太阳柴胡证，烦躁，心下痞，至四五日，虽能食，以承气汤少少与微和之，令小安，至六日，与承气汤一升。若不大便六七日，小便少者，虽不大便，但初头鞕，后必溏，此未定成鞕也，攻之必溏，须小便利，屎定鞕，乃可攻之，宜大承气汤。二十九。用前第二方。一云大柴胡汤。

太阳病中风，下利，呕逆，表解者，乃可攻之。其人漐漐汗出，发作有时，头痛，心下痞鞕满，引胁下痛，干呕则短气，汗出不恶寒者，此表解里未和也，属十枣汤。方三十。

芫花熬赤　甘遂　大戟各等分

上三味，各异捣筛，秤已，合治之。以水一升半，煮大肥枣十枚，取八合，去枣，内药末，强人服重一钱匕，羸人半钱，温服之，平旦服。若下少，病不除者，明日更服，加半钱，得快下利后，糜粥自养。

太阳病不解，热结膀胱，其人如狂，血自下，下者愈。其外未解者，尚未可攻，当先解其外；外解已，但少腹急结者，乃可攻之，宜桃核承气汤。方三十一。

桃仁五十枚，去皮尖　大黄四两　甘草二两，炙　芒硝二两　桂枝二两，去皮

上五味，以水七升，煮四物，取二升半，去滓，内芒硝，更上火煎微沸，先食温服五合，日三服，当微利。

伤寒七八日，身黄如橘子色，小便不利，腹微满者，属茵陈蒿汤证。三十二。用前第二十三方。

伤寒发热，汗出不解，心中痞鞕，呕吐而下利者，属大柴胡汤证。三十三。用前第一方。

伤寒十余日，热结在里，复往来寒热者，属大柴胡汤证。三十四。用前第一方。

但结胸，无大热者，以水结在胸胁也，但头微汗出者，属大陷胸汤。方三十五。

大黄六两　芒硝一升　甘遂末一钱匕

上三味，以水六升，先煮大黄，取二升，去滓，内芒硝，更煮一二沸，内甘遂末，温服一升。

伤寒六七日，结胸热实，脉沉而紧，心下痛，按之石鞕者，属大陷胸汤证。三十六。用前第三十五方。

阳明病，其人多汗，以津液外出，胃中燥，大便必鞕，鞕则谵语，属小承气汤证。三十七。用前第二十八方。

阳明病，不吐不下，心烦者，属调胃承气汤。方三十八。

大黄四两，酒洗　甘草二两，炙　芒硝半升

上三味，以水三升，煮取一升，去滓，内芒硝，更上火微煮令沸，温顿服之。

阳明病，脉迟，虽汗出，不恶寒者，其身必重，短气，腹满而喘，有潮热者，此外欲解，可攻里也。手足濈然汗出者，此大便已鞕也，大承气汤主之。若汗出多，微发热恶寒者，外未解也，桂枝汤主之。其热不潮，未可与承气汤；若腹大满不通者，与小承气汤，微和胃气，勿令至大泄下。三十九。大承气汤用前第二方，小承气用前第二十八方。

桂枝汤方

桂枝去皮　芍药　生姜切，各三两　甘草二两，炙　大枣十二枚，擘

上五味，以水七升，煮取三升，去滓，温服一升。服汤后，饮热稀粥一升余，以助药力，取微似汗。

阳明病，潮热，大便微鞕者，可与大承气汤；不鞕者，不可与之。若不大便六七日，恐有燥屎，欲知之法，少与小承气汤，汤入腹中，转失气者，此有燥屎也，乃可攻之。若不转失气者，此但初头鞕，后必溏，不可攻之，攻之必胀满不能食也，欲饮水者，与水则哕。其后发热者，大便必复鞕而少也，宜以小承气汤和之。不转失气者，慎不可攻也。四十。并用前方。

阳明病，谵语，发潮热，脉滑而疾者，小承气汤主之。因与承气汤一升，腹中转气者，更服一升；若不转气者，勿更与之。明日又不大便，脉反微涩者，里虚也，为难治，不可更与承气汤。四十一。用前第二十八方。

二阳并病，太阳证罢，但发潮热，手足漐漐汗出，大便难而谵语者，下之则愈，宜大承气汤。四十二。用前第二方。

病人小便不利，大便乍难乍易，时有微热，喘冒不能卧者，有燥屎也，属大承气汤证。四十三。用前第二方。

大下后，六七日不大便，烦不解，腹满痛者，此有燥屎也。所以然者，本有宿食故也，属大承气汤证。四十四。用前第二方。

伤寒论卷第十

辨发汗吐下后病脉证并治第二十二

合四十八法，方三十九首。

本篇集发汗吐下后诸病变。

【原文】

太阳病，八九日，如疟状，热多寒少，不呕，清便，脉微而恶寒者，不可更发汗吐下也，以其不得小汗，身必痒，属桂枝麻黄各半汤。第一。七味。前有二十二病证。

服桂枝汤，或下之，仍头项强痛，发热，无汗，心下满痛，小便不利，属桂枝去桂加茯苓白术汤。第二。六味。

太阳病，发汗不解，而下之，脉浮者，为在外，宜桂枝汤。第三。五味。

下之后，复发汗，昼日烦躁，夜安静，不呕，不渴，无表证，脉沉微者，属干姜附子汤。第四。二味。

伤寒，若吐下后，心下逆满，气上冲胸，起则头眩，脉沉紧，发汗则身为振摇者，属茯苓桂枝白术甘草汤。第五。四味。

发汗若下之，病不解，烦躁者，属茯苓四逆汤。第六。五味。

发汗吐下后，虚烦不眠，若剧者，反复颠倒，心中懊恼，属栀子豉汤。少气者，栀子甘草豉汤；呕者，栀子生姜豉汤。第七。栀子豉汤二味。栀子甘草豉汤、栀子生姜豉汤并三味。

发汗下之而烦热，胸中窒者，属栀子豉汤证。第八。用上初方。

太阳病，过经十余日，心下欲吐，胸中痛，大便溏，腹满，微烦，先此时极吐下者，与调胃承气汤。第九。三味。

太阳病，重发汗，复下之，不大便五六日，舌上燥而渴，日晡潮热，心腹鞭满，痛不可近者，属大陷胸汤。第十。三味。

伤寒五六日，发汗，复下之，胸胁满微结，小便不利，渴而不呕，头汗出，寒热，心烦者，属柴胡桂枝干姜汤。第十一。七味。

伤寒发汗吐下解后，心下痞鞭，噫气不除者，属旋覆代赭汤。第十二。七味。

伤寒下之，复发汗，心下痞，恶寒，表未解也。表解乃可攻痞，解表宜桂枝汤；攻痞宜大黄黄连泻心汤。第十三。桂枝汤用前第三方。大黄泻心汤二味。

伤寒吐下后，七八日不解，热结在里，表里俱热，恶风，大渴，舌上燥而烦，欲饮水数升者，属白虎加人参汤。第十四。五味。

伤寒吐下后，不解，不大便至十余日，日晡发潮热，不恶寒，如见鬼状。剧者不识人，循衣摸床，惕而不安，微喘直视，发热谵语者，属大承气汤。第十五。四味。

三阳合病，腹满身重，口不仁，面垢，谵语，遗尿，发汗则谵语，下之则额上汗，手足逆冷，自汗出者，属白虎汤。第十六。四味。

阳明病，脉浮紧，咽燥口苦，腹满而喘，发热汗出，反恶热，身重。若发汗，则谵语；加温针，必怵惕，烦躁不眠；若下之，则心中懊憹，舌上胎者，属栀子豉汤证。第十七。用前第七方。

阳明病，下之，心中懊憹而烦，胃中有燥屎，可攻，宜大承气汤。第十八。用前第十五方。

太阳病，吐下发汗后，微烦，小便数，大便鞕者，与小承气汤和之。第十九。三味。

大汗大下而厥者，属四逆汤。第二十。三味。

太阳病，下之，气上冲者，与桂枝汤。第二十一。用前第三方。

太阳病，下之后，脉促胸满者，属桂枝去芍药汤。第二十二。四味。

若微寒者，属桂枝去芍药加附子汤。第二十三。五味。

太阳桂枝证，反下之，利不止，脉促，喘而汗出者，属葛根黄芩黄连汤。第二十四。四味。

太阳病，下之微喘者，表未解也，属桂枝加厚朴杏子汤。第二十五。七味。

伤寒，不大便六七日，头痛有热者，与承气汤。小便清者一云大便青，知不在里，当发汗，宜桂枝汤。第二十六。用前第三方。

伤寒五六日，下之后，身热不去，心中结痛者，属栀子豉汤证。第二十七。用前第七方。

伤寒下后，心烦腹满，卧起不安，属栀子厚朴汤。第二十八。三味。

伤寒，以丸药下之，身热不去，微烦者，属栀子干姜汤。第二十九。二味。

伤寒下之，续得下利不止，身疼痛，急当救里。后身疼痛，清便自调者，急当救表。救里宜四逆汤，救表宜桂枝汤。第三十。并用前方。

太阳病，过经十余日，二三下之，柴胡证仍在，与小柴胡。呕止小安，郁郁微烦者，可与大柴胡汤。第三十一。八味。

伤寒十三日不解，胸胁满而呕，日晡发潮热，微利。潮热者，实也。先服小柴胡汤以解外，后以柴胡加芒硝汤主之。第三十二。八味。

伤寒十三日，过经谵语，有热也。若小便利，当大便鞕，而反利者，知以丸药下之也。脉和者，内实也，属调胃承气汤证。第三十三。用前第九方。

伤寒八九日，下之，胸满烦惊，小便不利，谵语，身重，不可转侧者，属柴胡加龙骨牡蛎汤。第三十四。十二味。

火逆下之，因烧针烦躁者，属桂枝甘草龙骨牡蛎汤。第三十五。四味。

太阳病，脉浮而动数，头痛发热，盗汗，恶寒，反下之，膈内拒痛，短气躁烦，心中懊憹，心下因鞕，则为结胸，属大陷胸汤证。第三十六。用前第十方。

伤寒五六日，呕而发热者，小柴胡汤证具，以他药下之，柴胡证仍在者，复与柴胡汤，必蒸蒸而振，却发热汗出而解。若心满而鞕痛者，此为结胸，大陷胸汤主之。但满而不痛者，为痞，属半夏泻心汤。第三十七。七味。

本以下之，故心下痞，其人渴而口燥烦，小便不利者，属五苓散。第三十八。五味。

伤寒中风，下之，其人下利日数十行，腹中雷鸣，心下痞鞕，干呕，心烦，复下之，其痞益甚，属甘草泻心汤。第三十九。六味。

伤寒服药，下利不止，心下痞鞕，复下之，利不止，与理中，利益甚，属赤石脂禹余粮汤。第四十。二味。

太阳病，外证未除，数下之，遂协热而利，利不止，心下痞鞕，表里不解，属桂枝人参汤。第四十一。五味。

下后，不可更行桂枝汤，汗出而喘，无大热者，属麻黄杏子甘草石膏汤。第四十二。四味。

阳明病，下之，外有热，手足温，心中懊憹，饥不能食，但头汗出，属栀子豉汤证。第四十三。用前第七方。

伤寒吐后，腹胀满者，属调胃承气汤证。第四十四。用前第九方。

病人无表里证，发热七八日，脉虽浮数，可下之。假令已下，脉数不解，不大便者，有瘀血，属抵当汤。第四十五。四味。

本太阳病，反下之，腹满痛，属太阴也，属桂枝加芍药汤。第四十六。五味。

伤寒六七日，大下，寸脉沉而迟，手足厥，下部脉不至，喉咽不利，唾脓血者，属麻黄升麻汤。第四十七。十四味。

伤寒本自寒下，复吐下之，食入口即吐，属干姜黄芩黄连人参汤。第四十八。四味。

【原文】

师曰：病人脉微而涩者，此为医所病也。大发其汗，又数大下之，其人亡血，病当恶寒，后乃发热，无休止时。夏月盛热，欲着复衣，冬月盛寒，欲裸其身。所以然者，阳微则恶寒，阴弱则发热。此医发其汗，使阳气微，又大下之，令阴气弱。五月之时，阳气在表，胃中虚冷，以阳气内微，不能胜冷，故欲着复衣；十一月之时，阳气在里，胃中烦热，以阴气内弱，不能胜热，故欲裸其身。又阴脉迟涩，故知亡血也。

寸口脉浮大，而医反下之，此为大逆。浮则无血，大则为寒，寒气相抟，则为肠鸣。医乃不知，而反饮冷水，令汗大出，水得寒气，冷必相抟，其人则𩜓。

太阳病三日，已发汗，若吐、若下、若温针，仍不解者，此为坏病，桂枝不中与之也。观其脉证，知犯何逆，随证治之。

脉浮数者，法当汗出而愈，若下之，身重，心悸者，不可发汗，当自汗出乃解。所以然者，尺中脉微，此里虚，须表里实，津液和，便自汗出愈。

凡病若发汗，若吐，若下，若亡血，无津液，阴阳脉自和者，必自愈。

大下之后，复发汗，小便不利者，亡津液故也。勿治之，得小便利，必自愈。

下之后，复发汗，必振寒，脉微细。所以然者，以内外俱虚故也。

本发汗，而复下之，此为逆也；若先发汗，治不为逆。本先下之，而反汗之，为逆；若先下之，治不为逆。

太阳病，先下而不愈，因复发汗，以此表里俱虚，其人因致冒，冒家汗出自愈。所以然者，汗出表和故也。得表和，然后复下之。

得病六七日，脉迟浮弱，恶风寒，手足温，医二三下之，不能食，而胁下满痛，面目及身黄，颈项强，小便难者，与柴胡汤，后必下重。本渴饮水而呕者，柴胡不中与也，食谷者哕。

太阳病，二三日不能卧，但欲起，心下必结，脉微弱者，此本有寒分也。反下之，若利止，必作结胸，未止者，四日复下之，此作协热利也。

太阳病，下之，其脉促—作纵，不结胸者，此为欲解也。脉浮者，必结胸；脉紧者，必咽痛；脉弦者，必两胁拘急；脉细数者，头痛未止；脉沉紧者，必欲呕；脉沉滑者，协热利；脉浮滑者，必下血。

太阳少阳并病，而反下之，成结胸，心下鞕，下利不止，水浆不下，其人心烦。

脉浮而紧，而复下之，紧反入里，则作痞，按之自濡，但气痞耳。

伤寒吐下发汗后，虚烦，脉甚微，八九日心下痞鞕，胁下痛，气上冲咽喉，眩冒，经脉动惕者，久而成痿。

阳明病，能食，下之不解者，其人不能食，若攻其热必哕。所以然者，胃中虚冷故也，以其人本虚，攻其热必哕。

阳明病，脉迟，食难用饱，饱则发烦，头眩，必小便难，此欲作谷疸[1]。虽下之，腹满如故，所以然者，脉迟故也。

【注释】

[1] 谷疸：黄疸的一种，《金匮要略方论》对黄疸进行了详细的论述，将其分为谷疸、酒疸、黄疸、女劳疸、黑疸。

【原文】

夫病，阳多者热，下之则鞕；汗多，极发其汗，亦鞕。

太阳病，寸缓关浮尺弱，其人发热汗出，复恶寒，不呕，但心下痞者，此以医下之也。

太阴之为病，腹满而吐，食不下，自利益甚，时腹自痛，若下之，必胸下结鞕。

伤寒大吐大下之，极虚，复极汗者，其人外气怫郁，复与之水，以发其汗，因得哕。所以然者，胃中寒冷故也。

吐利发汗后，脉平，小烦者，以新虚，不胜谷气故也。

太阳病，医发汗，遂发热恶寒，因复下之，心下痞，表里俱虚，阴阳气并竭。无阳则阴独，复加烧针，因胸烦，面色青黄，肤瞤者，难治；今色微黄，手足温者，易愈。

太阳病，得之八九日，如疟状，发热恶寒，热多寒少，其人不呕，清便欲自可，一日二三度发，脉微缓者，为欲愈也。脉微而恶寒者，此阴阳俱虚，不可更发汗、更下、更吐也。面色反有热色者，未欲解也，以其不能得小汗出，身必痒，属桂枝麻黄各半汤。方一。

桂枝一两十六铢　芍药一两　生姜一两，切　甘草一两，炙　麻黄一两，去节　大枣四枚，擘　杏仁二十四个，汤浸，去皮尖及两人者

上七味，以水五升，先煮麻黄一二沸，去上沫，内诸药，煮取一升八合，去滓，温服六合。本云桂枝汤三合，麻黄汤三合，并为六合，顿服。

服桂枝汤，或下之，仍头项强痛，翕翕发热，无汗，心下满微痛，小便不利者，属桂枝去桂加茯苓白术汤。方二。

芍药三两　甘草二两，炙　生姜三两，切　白术三两　茯苓三两　大枣十二枚，擘

上六味，以水八升，煮取三升，去滓，温服一升，小便利则愈。本云桂枝汤，今去桂枝，加茯苓、白术。

太阳病，先发汗不解，而下之，脉浮者不愈。浮为在外，而反下之，故令不愈。今脉浮，故在外，当须解外则愈，宜桂枝汤。方三。

桂枝三两，去皮　芍药三两　生姜三两，切　甘草二两，炙　大枣十二枚，擘

上五味，以水七升，煮取三升，去滓，温服一升，须臾啜热稀粥一升，以助药力，取汗。

下之后，复发汗，昼日烦躁不得眠，夜而安静，不呕，不渴，无表证，脉沉微，身无大热者，属干姜附子汤。方四。

干姜一两　附子一枚，生用，去皮，破八片

上二味，以水三升，煮取一升，去滓，顿服。

伤寒若吐若下后，心下逆满，气上冲胸，起则头眩，脉沉紧，发汗则动经，身为振振摇者，属茯苓桂枝白术甘草汤。方五。

茯苓四两　桂枝三两，去皮　白术二两　甘草二两，炙

上四味，以水六升，煮取三升，去滓，分温三服。

发汗若下之后，病仍不解，烦躁者，属茯苓四逆汤。方六。

茯苓四两　人参一两　附子一枚，生用，去皮，破八片　甘草二两，炙　干姜一两半

上五味，以水五升，煮取二升，去滓，温服七合，日三服。

发汗吐下后，虚烦不得眠，若剧者，必反复颠倒，心中懊憹，属栀子豉汤。若少气者，栀子甘草豉汤；若呕者，栀子生姜豉汤。七。

肥栀子十四枚，擘　香豉四合，绵裹

上二味，以水四升，先煮栀子，得二升半，内豉，煮取一升半，去滓，分为二服，温进一服。得吐者，止后服。

栀子甘草豉汤方

肥栀子十四个，擘　甘草二两，炙　香豉四合，绵裹

上三味，以水四升，先煮二味，取二升半，内豉，煮取一升半，去滓，分二服，温进一服。得吐者，止后服。

栀子生姜豉汤方

肥栀子十四个，擘　生姜五两，切　香豉四合，绵裹

上三味，以水四升，先煮二味，取二升半，内豉，煮取一升半，去滓，分二服，温进一服，得吐者，止后服。

发汗若下之而烦热，胸中窒者，属栀子豉汤证。八。用前初方。

太阳病，过经十余日，心下温温欲吐，而胸中痛，大便反溏，腹微满，郁郁微烦，先此时极吐下者，与调胃承气汤。若不

尔者，不可与。但欲呕，胸中痛，微溏者，此非柴胡汤证，以呕，故知极吐下也，调胃承气汤。方九。

大黄四两，酒洗　甘草二两，炙　芒硝半升

上三味，以水三升，煮取一升，去滓，内芒硝，更上火令沸，顿服之。

太阳病，重发汗而复下之，不大便五六日，舌上燥而渴，日晡所，小有潮热一云日晡所发，心胸大烦，从心下至少腹鞕满而痛，不可近者，属大陷胸汤。方十。

大黄六两，去皮，酒洗　芒硝一升　甘遂末一钱匕

上三味，以水六升，煮大黄，取二升，去滓，内芒硝，煮两沸，内甘遂末，温服一升，得快利，止后服。

伤寒五六日，已发汗而复下之，胸胁满，微结，小便不利，渴而不呕，但头汗出，往来寒热，心烦者，此为未解也，属柴胡桂枝干姜汤。方十一。

柴胡半斤　桂枝三两，去皮　干姜二两　栝楼根四两　黄芩三两　甘草二两，炙　牡蛎二两，熬

上七味，以水一斗二升，煮取六升，去滓，再煎取三升，温服一升，日三服。初服微烦，后汗出便愈。

伤寒发汗，若吐若下，解后，心下痞鞕，噫气不除者，属旋覆代赭汤。方十二。

旋覆花三两　人参二两　生姜五两　代赭一两　甘草三两，炙　半夏半升，洗　大枣十二枚，擘

上七味，以水一斗，煮取六升，去滓，再煎取三升，温服一升，日三服。

伤寒大下之，复发汗，心下痞，恶寒者，表未解也，不可攻痞。当先解表，表解乃攻痞。解表宜桂枝汤，用前方；攻痞宜大

黄黄连泻心汤。方十三。

大黄二两, 酒洗　黄连一两

上二味, 以麻沸汤二升渍之, 须臾绞去滓, 分温再服。有黄芩, 见第四卷中。

伤寒若吐下后, 七八日不解, 热结在里, 表里俱热, 时时恶风, 大渴, 舌上干燥而烦, 欲饮水数升者, 属白虎加人参汤。方十四。

知母六两　石膏一斤, 碎　甘草二两, 炙　粳米六合　人参三两

上五味, 以水一斗, 煮米熟汤成, 去滓, 温服一升, 日三服。

伤寒若吐若下后, 不解, 不大便五六日, 上至十余日, 日晡所发潮热, 不恶寒, 独语如见鬼状。若剧者, 发则不识人, 循衣摸床, 惕而不安一云顺衣妄撮, 怵惕不安, 微喘直视, 脉弦者生, 涩者死。微者, 但发热, 谵语者, 属大承气汤。方十五。

大黄四两, 去皮, 酒洗　厚朴半斤, 炙　枳实五枚, 炙　芒硝三合

上四味, 以水一斗, 先煮二味, 取五升, 内大黄, 煮取二升, 去滓, 内芒硝, 更煮令一沸, 分温再服。得利者, 止后服。

三阳合病, 腹满身重, 难以转侧, 口不仁, 面垢。又作枯, 一云向经。

谵语遗尿, 发汗则谵语, 下之则额上生汗, 若手足逆冷, 自汗出者, 属白虎汤。方十六。

知母六两　石膏一斤, 碎　甘草二两, 炙　粳米六合

上四味, 以水一斗, 煮米熟汤成, 去滓, 温服一升, 日三服。

阳明病, 脉浮而紧, 咽燥口苦, 腹满而喘, 发热汗出, 不恶寒, 反恶热, 身重。若发汗则躁, 心愦愦而反谵语; 若加温针,

必怵惕烦躁不得眠；若下之，则胃中空虚，客气动膈，心中懊恼，舌上胎者，属栀子豉汤证。十七。用前第七方。

阳明病，下之，心中懊恼而烦，胃中有燥屎者，可攻。腹微满，初头鞭，后必溏，不可攻之。若有燥屎者，宜大承气汤。第十八。用前第十五方。

太阳病，若吐若下若发汗后，微烦，小便数，大便因鞭者，与小承气汤和之愈。方十九。

大黄四两，酒洗　厚朴二两，炙　枳实三枚，炙

上三味，以水四升，煮取一升二合，去滓，分温二服。

大汗，若大下而厥冷者，属四逆汤。方二十。

甘草二两，炙　干姜一两半　附子一枚，生用，去皮，破八片

上三味，以水三升，煮取一升二合，去滓，分温再服，强人可大附子一枚，干姜四两。

太阳病，下之后，其气上冲者，可与桂枝汤。若不上冲者，不得与之。二十一。用前第三方。

太阳病，下之后，脉促胸满者，属桂枝去芍药汤。方二十二。促，一作纵。

桂枝三两，去皮　甘草二两，炙　生姜三两　大枣十二枚，擘

上四味，以水七升，煮取三升，去滓，温服一升。

本云桂枝汤，今去芍药。

若微寒者，属桂枝去芍药加附子汤。方二十三。

桂枝三两，去皮　甘草二两，炙　生姜三两，切　大枣十二枚，擘　附子一枚，炮

上五味，以水七升，煮取三升，去滓，温服一升，本云桂枝汤，今去芍药加附子。

太阳病，桂枝证，医反下之，利遂不止，脉促者，表未解

也，喘而汗出者，属葛根黄芩黄连汤。方二十四。促，一作纵。

葛根半斤　甘草二两，炙　黄芩三两　黄连三两

上四味，以水八升，先煮葛根，减二升，内诸药，煮取二升，去滓，温分再服。

太阳病，下之微喘者，表未解故也，属桂枝加厚朴杏子汤。方二十五。

桂枝三两，去皮　芍药三两　生姜三两，切　甘草二两，炙　厚朴二两，炙，去皮　大枣十二枚，擘　杏仁五十个，去皮尖

上七味，以水七升，煮取三升，去滓，温服一升。

伤寒，不大便六七日，头痛有热者，与承气汤。其小便清者一云大便青，知不在里，仍在表也，当须发汗。若头痛者，必衄，宜桂枝汤。二十六。用前第三方。

伤寒五六日，大下之后，身热不去，心中结痛者，未欲解也，属栀子豉汤证。二十七。用前第七方。

伤寒下后，心烦腹满，卧起不安者，属栀子厚朴汤。方二十八。

栀子十四枚，擘　厚朴四两，炙　枳实四个，水浸，炙令赤

上三味，以水三升半，煮取一升半，去滓，分二服，温进一服。得吐者，止后服。

伤寒，医以丸药大下之，身热不去，微烦者，属栀子干姜汤。方二十九。

栀子十四个，擘　干姜二两

上二味，以水三升半，煮取一升半，去滓，分二服。一服得吐者，止后服。

凡用栀子汤，病人旧微溏者，不可与服之。

伤寒，医下之，续得下利清谷不止，身疼痛者，急当救里；

后身疼痛，清便自调者，急当救表。救里宜四逆汤，救表宜桂枝汤。三十。并用前方。

太阳病，过经十余日，反二三下之，后四五日，柴胡证仍在者，先与小柴胡。呕不止，心下急—云呕止小安，郁郁微烦者，为未解也，可与大柴胡汤，下之则愈。方三十一。

柴胡半斤　黄芩三两　芍药三两　半夏半升，洗　生姜五两　枳实四枚，炙　大枣十二枚，擘

上七味，以水一斗二升，煮取六升，去滓，再煎取三升，温服一升，日三服。一方加大黄二两，若不加，恐不为大柴胡汤。

伤寒十三日不解，胸胁满而呕，日晡所发潮热，已而微利，此本柴胡，下之不得利，今反利者，知医以丸药下之，此非其治也。潮热者，实也，先服小柴胡汤以解外，后以柴胡加芒硝汤主之。方三十二。

柴胡二两十六铢　黄芩一两　人参一两　甘草一两，炙　生姜一两　半夏二十铢，旧云，五枚，洗　大枣四枚，擘　芒硝二两

上八味，以水四升，煮取二升，去滓，内芒硝，更煮微沸，温分再服，不解更作。

伤寒十三日，过经谵语者，以有热也，当以汤下之。若小便利者，大便当鞕，而反下利，脉调和者，知医以丸药下之，非其治也。若自下利者，脉当微厥，今反和者，此为内实也，属调胃承气汤证。三十三。用前第九方。

伤寒八九日，下之胸满烦惊，小便不利，谵语，一身尽重，不可转侧者，属柴胡加龙骨牡蛎汤。方三十四。

柴胡四两　龙骨一两半　黄芩一两半　生姜一两半，切　铅丹一两半　人参一两半　桂枝一两半，去皮　茯苓一两半　半夏二合半，洗　大黄二两　牡蛎一两半，熬　大枣六枚，擘

上十二味，以水八升，煮取四升，内大黄，切如棋子，更煮一两沸，去滓，温服一升。本云柴胡汤，今加龙骨等。

火逆下之，因烧针烦躁者，属桂枝甘草龙骨牡蛎汤。方三十五。

桂枝一两，去皮　甘草二两，炙　龙骨二两　牡蛎二两，熬

上四味，以水五升，煮取二升半，去滓，温服八合，日三服。

太阳病，脉浮而动数，浮则为风，数则为热，动则为痛，数则为虚。头痛发热，微盗汗出，而反恶寒者，表未解也。医反下之，动数变迟，膈内拒痛一云头痛即眩，胃中空虚，客气动膈，短气躁烦，心中懊憹，阳气内陷，心下因鞕，则为结胸，属大陷胸汤证。若不结胸，但头汗出，余处无汗，剂颈而还，小便不利，身必发黄。三十六。用前第十方。

伤寒五六日，呕而发热者，柴胡汤证具，而以他药下之，柴胡证仍在者，复与柴胡汤。此虽已下之，不为逆，必蒸蒸而振，却发热汗出而解。若心下满而鞕痛者，此为结胸也，大陷胸汤主之，用前方。但满而不痛者，此为痞，柴胡不中与之，属半夏泻心汤。方三十七。

半夏半升，洗　黄芩三两　干姜三两　人参三两　甘草三两，炙　黄连一两　大枣十二枚，擘

上七味，以水一斗，煮取六升，去滓，再煎，取三升，温服一升，日三服。

本以下之，故心下痞，与泻心汤。痞不解，其人渴而口燥烦，小便不利者，属五苓散。方三十八。一方云，忍之一日乃愈。

猪苓十八铢，去黑皮　白术十八铢　茯苓十八铢　泽泻一两六铢　桂心半两，去皮

上五味，为散，白饮和服方寸匕，日三服。多饮暖水，汗

出愈。

伤寒中风，医反下之，其人下利日数十行，谷不化，腹中雷鸣，心下痞鞕而满，干呕，心烦不得安。医见心下痞，谓病不尽，复下之，其痞益甚。此非结热，但以胃中虚，客气上逆，故使鞕也，属甘草泻心汤。方三十九。

甘草四两, 炙　黄芩三两　干姜三两　半夏半升, 洗　大枣十二枚, 擘　黄连一两

上六味，以水一斗，煮取六升，去滓，再煎，取三升，温服一升，日三服。有人参。见第四卷中。

伤寒服汤药，下利不止，心下痞鞕，服泻心汤已，复以他药下之，利不止，医以理中与之，利益甚。理中，理中焦，此利在下焦，属赤石脂禹余粮汤。复不止者，当利其小便。方四十。

赤石脂一斤, 碎　太一禹余粮一斤, 碎

上二味，以水六升，煮取二升，去滓，分温三服。

太阳病，外证未除，而数下之，遂协热而利，利下不止，心下痞鞕，表里不解者，属桂枝人参汤。方四十一。

桂枝四两, 别切, 去皮　甘草四两, 炙　白术三两　人参三两　干姜三两

上五味，以水九升，先煮四味，取五升，内桂，更煮取三升，去滓，温服一升，日再，夜一服。

下后，不可更行桂枝汤，汗出而喘，无大热者，属麻黄杏子甘草石膏汤。方四十二。

麻黄四两, 去节　杏仁五十个, 去皮尖　甘草二两, 炙　石膏半斤, 碎

上四味，以水七升，先煮麻黄，减二升，去上沫，内诸药，煮取三升，去滓，温服一升。本云黄耳杯。

阳明病，下之，其外有热，手足温，不结胸，心中懊侬，饥不能食，但头汗出者，属栀子豉汤证。四十三。用前第七初方。

伤寒吐后，腹胀满者，属调胃承气汤证。四十四。用前第九方。

病人无表里证，发热七八日，脉虽浮数者，可下之。假令已下，脉数不解，今热则消谷，喜饥，至六七日，不大便者，有瘀血，属抵当汤。方四十五。

大黄三两，酒洗　桃仁二十枚，去皮尖　水蛭三十枚，熬　虻虫去翅足，三十枚，熬

上四味，以水五升，煮取三升，去滓，温服一升，不下更服。

本太阳病，医反下之，因尔腹满，时痛者，属太阴也，属桂枝加芍药汤。方四十六。

桂枝三两，去皮　芍药六两　甘草二两，炙　大枣十二枚，擘　生姜三两，切

上五味，以水七升，煮取三升，去滓，分温三服。本云桂枝汤，今加芍药。

伤寒六七日，大下，寸脉沉而迟，手足厥逆，下部脉不至，喉咽不利，唾脓血，泄利不止者，为难治，属麻黄升麻汤。方四十七。

麻黄二两半，去节　升麻一两六铢　当归一两六铢　知母十八铢　黄芩十八铢　葳蕤十八铢，一作菖蒲　芍药六铢　天门冬六铢，去心　桂枝六铢，去皮　茯苓六铢　甘草六铢，炙　石膏六铢，碎，绵裹　白术六铢　干姜六铢

上十四味，以水一斗，先煮麻黄一两沸，去上沫，内诸药，煮取三升，去滓，分温三服，相去如炊三斗米顷，令尽，汗出愈。

伤寒本自寒下，医复吐下之，寒格更逆吐下，若食入口即吐，属干姜黄芩黄连人参汤。方四十八。

干姜　黄芩　黄连　人参各三两

上四味，以水六升，煮取二升，去滓，分温再服。

伤寒论后序

　　夫治伤寒之法，历观诸家方书，得仲景之多者，惟孙思邈。犹曰：见大医疗伤寒，惟大青、知母等诸冷物投之，极与仲景本意相反。又曰：寻方之大意，不过三种，一则桂枝，二则麻黄，三则青龙，凡疗伤寒不出之也。呜呼！是未知法之深者也。奈何仲景之意，治病发于阳者，以桂枝、生姜、大枣之类；发于阴者，以干姜、甘草、附子之类，非谓全用温热药。盖取《素问》辛甘发散之说，且风与寒，非辛甘不能发散之也。而又中风自汗用桂枝；伤寒无汗用麻黄；中风见寒脉、伤寒见风脉用青龙，若不知此，欲治伤寒者，是未得其门矣。然则此之三方，春冬所宜用之，若夏秋之时，病多中暍，当行白虎也。故《阴阳大论》云：脉盛身寒，得之伤寒；脉虚身热，得之伤暑。又云：五月六月，阳气已盛，为寒所折，病热则重。《别论》云：太阳中热，暍是也，其人汗出恶寒，身热而渴，白虎主之。若误服桂枝、麻黄辈，未有不黄发斑出，脱血而得生者。此古人所未至，故附于卷之末云。